LOS NIÑOS DE HIMMLER

colección andanzas

CAROLINE DE MULDER

LOS NIÑOS DE HIMMLER

Traducción de Patricia Orts

TUSQUETS
EDITORES

Título original: *La pouponnière d'Himmler*

1.ª edición: febrero de 2025

Diseño de la colección: Guillemot-Navares

Tusquets Editores, S.A. – Av. Diagonal, 662-664 – 08034 Barcelona
www.tusquetseditores.com
ISBN: 978-84-1107-571-8
Depósito legal: B. 1.040-2025
Fotocomposición: Realización Tusquets Editores
Impresión y encuadernación: CPI Black Print
Impreso en España

Índice

Para Loup

No he de ocuparme de lo que pienso. Mi deber es obedecer.

Robert Merle, *La muerte es mi oficio*

Wo alle Straßen enden
Hört unser Weg nicht auf
Wohin wir uns auch wenden
Die Zeit nimmt ihren Lauf
Das Herz, verbrannt
Im Schmerz, verbannt
So ziehen wir verloren durch das
graue Niemandsland
Vielleicht kehrt von uns keiner
mehr zurück ins Heimatland
Wir sind verloren
Wir sind verloren
Wir sind verloren
Wir sind verloren
Wir sind verloren
Wir sind verloren
Wir sind verloren

Donde terminan todas las carreteras,
nuestro camino no se detiene;
adondequiera que vayamos,
el tiempo siempre pasa.
El corazón ardiente,
proscritos en el dolor,
erramos perdidos por la lúgubre
tierra de nadie.
Puede que ninguno de nosotros
regrese jamás a la patria.
Estamos perdidos.
Estamos perdidos.
Estamos perdidos.
Estamos perdidos.
Estamos perdidos.
Estamos perdidos.
Estamos perdidos.

Canción militar alemana

Primera parte
El refugio

Renée

Doscientos pañales en tres filas paralelas. Ni una pizca de aire entre la blancura del algodón. Aroma a jabón de Marsella, a leche azucarada. Risas tintineantes. En cierto momento, las risas impiden oír el gorjeo de los niños procedente del jardín y de las ventanas abiertas de par en par. Cuatro mujeres ríen mientras charlan y quitan de las cuerdas las pinzas de la ropa, que después arrojan en una caja metálica. Doblan los cuadrados de tela y los van apilando en grandes cestas de mimbre.

En un tramo de la escalera que lleva a la casa blanca, hay tres que están pelando patatas. Las sumergen en un gran balde de hierro lleno de agua. Las peladuras caen sobre papel de periódico. Dos de las mujeres, con el embarazo ya avanzado, hablan a ráfagas cortas y estridentes. La tercera, que luce un vestido floreado, guarda silencio.

Se llama Renée y está rapada. El cabello le brota pelirrojo. Ojos verdes de dragón con un halo rojo anaranjado alrededor de la pupila. A causa de las pestañas rubias, casi invisibles, su mirada parece desnuda y calcinada cuando la alza. Si tuviera pelo, sería magnífica, pero no lo tiene y, con el cráneo pelado, parece un gato flaco. Un niño revoltoso. De repente, un grito agudo: Renée se lleva el índice herido a la boca. «*Was ist los*», le pregunta la mujer que tiene al lado.

Un sabor a hierro y a sal, a mar lejano, a ahogamiento; Renée eleva al cielo sus ojos resplandecientes, crepusculares como soles. Se saca el dedo de la boca y aprieta el puño. Unas gotas de sangre en el papel de periódico y en la hierba. No habla alemán. «No te entiendo, no entiendo nada de lo que dices.» Calla.

Los ruidos líquidos de los tubérculos al sumergirse en el recipiente. La sangre cae sobre el papel, un goteo rápido. Las mujeres terminan su tarea. Todas las patatas peladas para la comida del día siguiente se bañan en el fondo del agua helada. Una mujer de cara cuadrada y pelo ceniciento levanta el balde por el asa. Intenta no perder el equilibrio, pero le cuesta encontrar su centro de gravedad; apoya una mano en su prominente barriga y se lleva el recipiente. Se salpica el vestido. Renée envuelve las peladuras con el papel de periódico formando un gran fardo que estrecha contra su cuerpo.

Se pone en pie, llega al sendero que rodea el estanque; sus pasos resuenan en la tierra seca, se le cubren los zapatos de polvo. Más allá del agua ve unos robles centenarios. Algo más lejos, campos, el aire libre, un cielo inmenso. Cerca de ella, la vegetación es densa, los árboles prominentes y frondosos. Bajo su sombra siente su aliento frío, percibe el olor del agua que se evapora, vegetal y nauseabundo. En lo alto, ni un solo temblor en las copas iluminadas por el sol. El aire estancado. Mira a su espalda, las mujeres han vuelto a entrar. Agarra el fardo con la mano izquierda, con la derecha saca del bolsillo un puñado de galletas de miel. Come una, luego otra, sin dejar de caminar.

Cuando llega a una arboleda mayor que las demás, se dirige hacia una caja grande cubierta de tablones de madera, con una tapa; la tierra menos seca cede bajo sus pies. En ese momento lo oye. Un ruido de ramas quebradas, de animal en fuga. Se acerca. Lo ve, de rodillas, medio oculto por el cajón, engullendo las peladuras crudas, metiéndose los dedos en la boca. Es un gran esqueleto humano, está en los huesos. A su lado hay un rastrillo con los dientes vueltos hacia el cielo. Tiene los ojos hundidos, los pómulos salientes. Está todo contraído en su mirada acosada, como flotando en la camisa desgastada y demasiado grande, infinitamente, para la carne encogida de su cuerpo.

Al ver a Renée, casi da un salto y se abalanza de inmediato sobre ella. La joven lanza un grito; el contacto con el hombre y el movimiento que hace ella al retroceder la derriban. Intenta ponerse en pie. El hombre no la mira, recoge los pedazos de galleta que han caído al suelo y se los mete en la boca. Después agarra el rastrillo. Renée hace amago de guarecerse tras sus codos y sus brazos levantados. Pero el hombre ni siquiera respira. Alza el vuelo y pone los pies en polvorosa con la boca llena.

Renée se levanta. Contempla el espantajo de gestos desmesurados que guerrea contra la luz y desaparece. Mantiene la mirada fija incluso después de haberlo perdido de vista hace ya un buen rato. Aún le quedan migas de galleta alrededor de los labios. En la ropa, pedazos de hojas esqueléticas. Renée recoge las mondaduras que hay esparcidas por el suelo; están frescas y tiesas, las tira a la caja, entre las malas hierbas arrancadas y las ramas marchitas. Un agradable aroma a tierra sin desbrozar. Alrededor, los insectos zumban en los rayos de sol. En el periódico que hay a sus pies, un *Das Reich* del 27 de agosto de 1944, aparece el Muro del Atlántico; Renée lo ha visto con sus propios ojos, estaba muy cerca de su casa. Su casa. Antes de su «juicio». Ni siquiera sabe ya si la expulsaron o si fue ella la que escapó, tampoco dónde se encuentra en ese momento, en alguna parte de Alemania, en un lugar lleno de mujeres alemanas. Donde la han acogido.

Una gota de sudor le resbala por la sien. A lo lejos, el tañido de la campana, el primer repique. Son las 17.40. La joven agarra el periódico húmedo, agujereado en algunas partes, lo arruga y lo tira a los residuos vegetales. Da unos pasos en la misma dirección que el hombre, que se ha desvanecido de verdad. Más allá del pequeño bosque hay un campo de patatas, a veces envían a las internas a recogerlas: ni un alma.

Renée teme que el hombre regrese. Se pregunta si lo hará.

Se siente tan sola que le duele la piel, tiene el interior de la boca seco.

El hombre no regresa.

Ellos nunca regresan.

La campana, segundo toque.

Renée echa a andar en sentido contrario por el sendero que lleva al doble edificio encalado de dos plantas. A la izquierda se encuentra el ala antigua, a la derecha la nueva, las dos flanqueadas por tramos de escalones de piedra que ascienden entre flores silvestres y hierbas aromáticas. Olor a hierbaluisa y a tomillo. Todas las mujeres han vuelto a entrar. Un recién nacido lloriquea a lo lejos. En los balcones, cunas al aire libre, alineadas, cubiertas con algodón blanco para darles sombra. Y, al lado del edificio, la bandera negra de las SS. Apenas se alza un poco de brisa, ondea bajo el sol; ondeará al menos mil años.

El lugar no parece un cuartel, menos aún un hospital. Podría ser, más bien, un alojamiento vacacional muy bien conservado. Un chalé excesivamente grande rodeado de edificios anexos y de campos, con vistas a un estanque.

17.45, la cena. Una algarabía de voces femeninas. Todo resuena en la sala común. A la hora de las comidas, la espaciosa estancia hace las veces de comedor.

Suelo de parqué, luz. Sentada a la mesa, Renée recibe la luz de una ventana que da al jardín y que rodea con un halo su cabellera amputada. Fuera, la joven ve el césped, los árboles, los edificios adyacentes al *Heim*. Detrás del estanque, el campo abierto.

En manos de la joven, unos bonitos cubiertos de plata grabados con las armas de los Rothschild bajo una corona de barón y, delante de ella, un gran plato con el logotipo de Frühling & Pelz, Berlín. Sentadas a mesas de doce, alrededor de manteles floreados, las mujeres son en su mayoría jóvenes o muy jóvenes y lucen vestidos de algodón. Manos blancas, cuidadas; las paredes donde rebotan sus palabras, impolutas. Un aroma a cocina, a sal, a hortalizas frescas.

Cerca de la puerta está colgado el menú semanal, de lunes a domingo, mediodía y noche. Hoy, sábado 2 de septiembre de 1944: caldo de verduras, buey a la parrilla, mantequilla, pan, ensalada de pepino.

Una enfermera hace tintinear un vaso golpeándolo con un tenedor, y enseguida se hace silencio, un silencio un poco tenso: «A las 16.29 ha nacido Jürgen, tres kilos y cuatrocientos gramos, cincuenta centímetros, perímetro cefálico de treinta y seis y medio». Aplausos, pequeños gritos de alegría. *Lebe Jürgen, lebe Frau Geertrui!* ¡Larga vida a Jürgen! ¡Larga vida a Frau Geertrui! Una de las mujeres llora.

Las criadas que aguardaban apartadas ponen las soperas encima de las mesas. Golpeteo metálico en la porcelana, ruido de vasos, todo parece cristalino.

18.15. Normalmente, el vestíbulo suele estar despejado, silencioso; pero esta noche preparan algo. Hay una mesa cubierta con un mantel donde se ve una cruz gamada colosal. Encima, un retrato de Hitler y unas flores; asemeja un altar, una capilla improvisada. Delante, una alfombra india y un gran cojín blanco bordado con encaje. Arriba, una bandera con otra cruz gamada: *Deutschland, erwache,* despierta, Alemania. Frente a la mesa, siete hileras de sillas. Desde hace unos días, Renée oye con frecuencia la palabra *Reichsführer.*

18.20. La habitación número veintitrés es amplia: dos camas de madera de castaño flanqueadas por mesillas de noche muy ornamentadas con armarios a juego, un velador rodeado de sillones y un gran sofá de terciopelo verde. Cada interna tiene un lavabo coronado por un espejo. Todo es más bonito, más lujoso que en la maternidad de las SS de Lamorlaye, donde Renée pasó varias semanas antes de su evacuación el 10 de agosto. La joven recuerda perfectamente esa fecha.

En el lado interior de la puerta hay un horario pegado. Renée no habla alemán, pero las cifras y la cotidianeidad inmutable salen en su ayuda. Conoce ya el significado de cada palabra, o casi.

Ab 5.00-6.00: Amamantar 1 *(Stillen,* y la ese se pronuncia «Shhh», como el comienzo del silencio; silencio en alemán es *Stille)*

Ab 6.00-6.30: Ordenar la habitación *(Zimmer in Ordnung bringen,* y la zeta se convierte en un «tsss» bastante duro)

Ab 6.30-700: Beber café *(Kaffe trinken,* que suena a «brinden» con café)

Ab 7.00-8.00: Aseo *(Baden,* la a es larga, la palabra evoca una ciudad balnearia)

Ab 8.00-9.00: Amamantar 2 *(Stillen - Shhhtillen)*

Ab 8.30-9.00: Desayuno *(Frühstück,* la diéresis impide pronunciarla como una u)

Ab 9.00-10.45: Tareas domésticas *(Windeln legen oder andere Hausarbeiten,* Renée no sabe qué quiere decir *Windeln,* pero entiende *Haus* y *arbeiten,* casa y trabajar)

Ab 11.00-11.30: Almuerzo *(Mittagessen, essen* significa comer)

Ab 12.00-13.00: Amamantar 3 *(Shhhtillen)*

Ab 13.00-14.45: Descanso *(Ruhe,* «Ru» aspirar «e»)

Ab 14.45-15.15: Beber café *(Kaffe trinken,* brinden)
Ab 15.15-16.15: Amamantar 4 *(Shhhtillen)*
Ab 16.15-17.45: Tareas domésticas *(Windeln legen oder andere Hausarbeiten, Windeln* quizás sean los pañales, que hay que tender al sol y doblar una y otra vez. Haga el tiempo que haga, las criadas se afanan junto a la bomba de agua con grandes tinas metálicas llenas de ropa sucia y sacos de jabón de Marsella en escamas; frotan, retuercen, escurren y luego miran a la luz los cuadrados de algodón blanco guiñando los ojos, deslumbradas)
Ab 17.45-18.15: Cena *(Abendbrot, Brot* significa pan y *Abend* noche)
Después de cenar, paseo, canto o lectura hasta las 19.30; *Nach dem Abendbrot: Spaziergänge, Singen oder Lesen bis 19.30.* A veces también hay talleres, conferencias, discursos en la radio, que todas las mujeres deben ir a escuchar y de los que Renée no entiende prácticamente nada.
Ab 19.30-20.30: Amamantar 5 *(Shhhtillen)*

Debajo del horario, las instrucciones. Las internas son responsables de la habitación donde se alojan; las *Schwestern,* o sea, las enfermeras, y las empleadas, de los demás espacios. Por la noche, todas se reúnen, según la actividad, en el exterior o en la sala común, después de haber cerrado las contraventanas. Las luces deben estar apagadas a las nueve en punto, a ser posible antes de cenar. Hay que evitar que la lámpara del techo se quede encendida en las habitaciones de las madres; solo pueden permanecer así las de las mesillas de noche, pero oscurecidas. «Oscurecidas», *dunkelte,* aparece subrayado. Como si aquí pudieran caer bombas. Todo está muy tranquilo. No se oye nada, voces femeninas, los gritos de los recién nacidos, el piar de los pájaros. A veces, un insecto zumbando. En esta casa de mujeres da la impresión de que se está en el fin del mundo, y desde fuera no parece que nada pueda alcanzar ese campo perdido. La guerra aún queda lejos de Steinhöring. Siguió a Renée cuando esta huyó de su pueblo normando; la volvió a atrapar en las inmediaciones de París, en Lamorlaye, al cabo de apenas veintitrés días. Después Renée viajó a Alemania en un autobús militar, con una decena de bebés, otras mujeres y las enfermeras, hasta llegar aquí, a otra de estas maternidades donde se come de maravilla. Pero la guerra avanza de oeste a este, hacia ella, ¿quién la detendrá?

Renée sigue teniendo en la lengua el sabor a sal y a caldo. Abre la ventana para que entre la música folclórica que sube desde el jardín. Se alegra de que su habitación dé al estanque. Justo delante de la ventana hay varias macetas alineadas, geranios en flor en un mantillo hidratado con mimo. Aroma a tierra empapada. Renée contempla el jardín. Cerca de las cuerdas para tender, una docena de mujeres forman un corro. Al otro lado del estanque, trata de distinguir una zona del pequeño bosque donde está el compostador, pero solo ve árboles, la luz del sol en las frondas, la luz en su cara, un exceso de luz que le seca los ojos, Renée se los restriega con el dorso de las muñecas. Nada se mueve en el horizonte, no hay ni rastro de su agresor. El devorador de mondaduras y ladrón de galletas. No logra olvidar su mirada. ¿Quién era? Exceptuando el médico, en la Casa no hay hombres. Podría ser un campesino hambriento. O uno de los prisioneros que trabajan en la finca. Son ellos los que construyen los gigantescos edificios de madera que se van erigiendo en el terreno. También cuidan del jardín, pero las mujeres no los ven, ni siquiera de lejos, jamás se cruzan con ellos.

La puerta se abre a su espalda. Su compañera de habitación, Frau Gerda, con la trenza bien apretada y la mirada venenosa, le dice algo. Renée solo entiende la palabra *verboten,* prohibido. Cierra la ventana y se sienta en la cama. Sueña. No sueña. No es ni siquiera un sueño, sino mera distracción, nada de lo que hay aquí le interesa de verdad. Con más frecuencia, si cabe, es una auténtica obsesión. Piensa en Artur Feuerbach. Continuamente. Piensa en él incluso cuando no piensa en él.

Renée lo espera desde hace diez semanas y seis días. A decir verdad, cuando estaban juntos, ya lo esperaba. Como si una parte de ella aún no estuviera allí. O como si algo de él se hubiera marchado ya. O se hubiera muerto. El vacío que Renée siempre ha sentido en lo más hondo tiene ahora nombre de varón. Artur Feuerbach es un vacío que solo él puede colmar, una enfermedad mental que solo él puede curar, una prisión de la que nadie más puede liberarla.

Artur Feuerbach. Su nombre es una melodía que nunca la abandona y que asciende hasta sus labios de manera incontrolada. Le sube hasta los ojos.

Ella lo canta y lo vomita y lo llora.

Él volverá, no volverá. Él vivirá, no vivirá. Él la quiere, ¿la quiere de verdad?

Renée escribe una nueva carta, cuántas lleva ya; la joven cuenta los días, pero ha dejado de hacerlo con las cartas, las que le ha enviado, las que ha tirado. La pluma suelta una gota de tinta, que la joven aplasta con el pulgar en el papel, parece una lágrima negra; debe volver a empezar, arruga el folio y coge uno nuevo.

Heim Hochland, Steinhöring, 2 de septiembre de 1944

Lieber Artur:

Esta noche el crepúsculo es magnífico, ¡ojalá pudieras verlo! Aunque quizás también puedas verlo. ¿Hace buen tiempo donde estás? ¿Está nublado, llueve, o hace sol como aquí? Imagino que te encuentras en algún lugar al otro lado de este cielo y que quizás lo contemples, y eso lo embellece, pero a la vez me hiere.

Por lo demás, hemos vuelto a disfrutar de un buen día, aquí todo es apacible, ¡cuesta creer que estemos en guerra! Aun así, no dejo de pensar en ella, porque tú estás combatiendo y yo pienso constantemente en ti, pienso tanto en ti que hasta tengo miedo de las balas cuando salgo al jardín.

¡Esta noche nos han dado carne, ensalada de pepinos y el mejor caldo de verdura del mundo para cenar! Nos cuidan. Y, para merendar, Kaiserschmarrn *(¡cuánto me cuesta pronunciar esta palabra!), ¿los has probado alguna vez? Seguro que conoces estos pastelitos, por eso me gustan tanto.*

Los días se hacen muy largos, hoy, ayer, mañana, todo se funde en tu terrible ausencia, pero me aplico y me mantengo ocupada en la medida de lo posible: las pequeñas tareas domésticas; anoche una Schwester *nos dio una conferencia sobre la educación de los niños de corta edad (creo que no la comprendí demasiado bien), y el miércoles tendremos de nuevo la* Mutterchule, *oiremos un discurso en la radio en la sala grande. Estas son las nuevas palabras que he aprendido hoy:* Gurkensalat, Buttermilch *y* Namensgebung.

Aquí la gran noticia es que mañana vamos a celebrar una fiesta especial en honor de los recién nacidos ¡y vendrá Himmler! La fiesta se llama Namensgebung.* *Te escribiré para contártela.*

Son las 18.30, oigo música fuera, bailes folclóricos, no lo resisto más, voy a salir. De alguna forma, el Heim *casi es alegre, amor mío. Aunque, si supiera dónde estás, creo que no podría resistir la tentación y me reuniría contigo enseguida.*

Tuya por siempre,
Deine, *tuya,*

Renée

* *Namensgebung* o ceremonia del nombre: durante esta ceremonia secular (que, en la práctica, sustituía al bautismo cristiano), las SS daban un nombre y un padrino al recién nacido, que de esta forma se integraba en la comunidad. Los niños de las familias de las SS o de madres solteras pertenecientes al partido nacionalsocialista participaban en ella, aunque no era obligatoria. *(N. de la A.)*

A veces, a Renée le pasa por la mente la idea brutal de que a ese hombre, a Artur Feuerbach, apenas lo conoce, de que no lo conoce en absoluto, y de que en ese momento está completamente aferrada a él, como a una rama quebradiza.

A veces, Renée se alegra de que él no entienda el francés.
De que quizás no reciba sus cartas.

18.45. En la hierba, cinco corros compuestos de seis mujeres cada uno giran en el sentido de las agujas del reloj. El ruido de las pisadas que aplastan la hierba se mezcla con el del acordeón. La música les llega a ráfagas de un tocadiscos colocado sobre un pequeño mueble de ratán, como si el viento se la llevara o como si la mecánica se atascara de cuando en cuando. Crepitación metálica parásita. Los pasos huellan la hierba, la doblan, treinta pies derechos sincronizados, después treinta izquierdos. Genuflexión, e izquierda, y derecha. Izquierda, derecha, izquierda. Vestidos de algodón que se amoldan al movimiento. La brisa tiene la fuerza de un soplido, de una respiración, poco más.

Renée no baila. Sentada en el borde de la terraza, con los dedos abiertos sobre la piedra caliente, se ha estirado el holgado vestido de rayas para que le quede por debajo de las rodillas. El pulso le late en el dedo herido. Mira a las mujeres, que forman una cadena y que, cada tercer tiempo, se inclinan graciosamente antes de pasar una tras otra bajo las manos unidas de las dos primeras. Todas son jóvenes o futuras madres, salvo una, que luce el uniforme de las enfermeras. Vestido marrón de tela gruesa, delantal blanco, y un moño abultado, a la vista, porque se ha quitado la cofia. Tan rubia como una niña, grande, con la nariz aguileña y delicada. Es la Schwester Helga. Renée la conoce porque fue ella la que tomó notas a su llegada, mientras el médico la examinaba. Ella preparó su expediente y la acompañó a su habitación. Y ahora sonríe alzando la cara al cielo. Una sonrisa un poco forzada, los miembros relajados; da la impresión de estar bebiéndose la luz. Renée desgrana un tallo de lavanda, los dedos le olerán bien toda la noche.

Helga

La Schwester Helga escribe la fecha en un cuaderno escolar y debajo: «¡Visita al *Heim* de nuestro *Reichsführer* para la Bendición del Nombre!». Un leve temblor en el extremo de la pluma. Después, doblado en cuatro, pega el programa que ella misma ha copiado con plantilla:

LEBENSBORN

HEIM HOCHLAND

ᛋᛋ-Namensgebung, 3 de septiembre de 1944

I. Preludio musical: Schubert, *Die Unvollendete*
II. Presentación
III. Haydn, *Variationen über das Deutschlandlied*
IV. Discurso del *Reichsführer* sobre el sentido de la Bendición del Nombre
V. Bendición del Nombre
VI. Canto de la lealtad ᛋᛋ

Cierra el cuaderno y lo mete en el cajón de su escritorio.

Delante del espejo se ciñe la cofia, coloca un mechón rubio en su sitio, se ajusta varias horquillas del moño. Los ojos emocionados, incluso empañados. Se mira los dientes estropeados, que afean la sonrisa en una cara agraciada. Un agujero negro en la nieve. Sonríe apretando los labios.

Hace un año que está aquí, así que esta será su octava Bendición del Nombre. Hay una cada cuatro o seis semanas. Es la primera vez que el *Reichsführer* acude a la celebración. A Helga le gusta mucho trabajar en el Heim Hochland, casi ha olvidado la mala experiencia que tuvo en el primer hogar del *Lebensborn,* el Heim Friesland, donde se instaló nada más terminar la escuela. A pesar de que soñaba con trabajar en un quirófano, la destinaron a ese hogar infantil, donde les faltaba una *Braune Schwester,* una hermana marrón, y la necesitaban. Cuando le propusieron unirse a la hermandad NSV,* no se lo pensó dos veces: a cambio del mismo trabajo, mejor salario y reputación. Por si fuera poco, el Heim Friesland ofrecía la ventaja de estar cerca de casa de sus padres. Un domingo de cada dos podía ir en bicicleta a verlos. Así que aceptó encantada. Aprendió enseguida la manera de tratar a los bebés, dado que confiaba en que no tardarían en surgir otras oportunidades. Veinte camas en la sala, los niños más pequeños tenían unas semanas, los mayores, seis meses. Cuidados en cadena. Apenas uno empezaba, seguían todos los demás. En cualquier caso, era mejor que estar en el frente: una de sus amigas enfermeras se encontraba allí y la carta que le había enviado le había hecho valorar aún más su destino.

Helga prefería estar con los recién nacidos antes que con las «internas», como las llamaban. Había muchas madres solteras, al menos dos tercios de ellas. Por cuestiones de igualdad, todas recibían el apelativo de *Frau,* seguido del nombre. Pero eso no cambiaba nada: las mujeres casadas se daban a conocer como tales en los primeros cinco minutos de conversación. Sin ex-

* La NSV *(Nationalsozialistische Volkswohlfahrt)* o Bienestar Social Nacionalsocialista fue un órgano del partido nacionalsocialista. *(N. de la A.)*

cepciones. Las esposas de los oficiales de las SS tenían tendencia a revelar todo tipo de detalles sobre su vida íntima; mediante esa sinceridad impúdica, trataban de distinguirse de las mentirosas, que pretendían estar casadas, pero que quedaban desenmascaradas por ciertos detalles, como el hecho de no llevar alianza y, en ocasiones, también cierta timidez.

En cualquier caso, todas interpretaban el papel de joven honesta y, fuera cual fuese su origen, se comportaban como pequeñas burguesas. Competían por ver quién era la mejor esposa, y, en su defecto, todas aseguraban estar prometidas, incluso cuando el padre del niño tenía ya una familia. El grado y el prestigio del «prometido» repercutía en ellas. Empleadas, secretarias, campesinas con ínfulas de generalas o mariscalas que se creían con derecho a todo. También estaban las que guardaban silencio, aunque, con frecuencia, lo que callaban era inconfesable.

Fuera como fuese, en el *Heim* las cuidaban tan bien como a las esposas legítimas. Y tan bien como a las que ostentaban la «cruz de honor de la orden del Conejo», como Helga llamaba en voz baja a las poseedoras de la *Mutterkreuz*, la cruz de las Madres, que se otorgaba a las que tenían cuatro hijos (bronce), seis (plata) u ocho (oro). Era, sin duda, la razón por la que esas madres solteras se sentían tan especiales.

Helga se consolaba diciéndose que, al menos, no acogían a las esposas embarazadas de un hijo ilegítimo. «La infidelidad femenina es síntoma de mala sangre», afirmaba el doctor. Pese a ello, el propio *Reichsführer* alentaba la infidelidad de los hombres; de hecho, ella lo había experimentado en sus propias carnes: esa fue justo la razón por la que en su momento pidió el traslado del Heim Friesland.

Helga se había acostumbrado enseguida al trabajo, pero no al Untersturmführer Bachschneider, el administrador general. A su llegada, mientras le tendía los formularios, este le había dicho: «Tan guapa y sin hijos, mala cosa. Si necesita pareja, estoy a su disposición». Después la había observado mientras rellenaba los formularios, la miraba de tal manera que a Helga empezó a temblarle la mano. Por si fuera poco, se cruzaba continuamente con él en el *Heim;* era imposible evitar dos días seguidos sus ojos, sus saludos y sus sonrisas, que se prolongaban demasiado. Casado y con dos hijos. Helga había escrito a su superior para pedir el traslado. No había mencionado a Bachschneider, se había limitado a decir que los bebés no le inspiraban una simpatía especial y que sería más útil en otra parte. Había esperado, con el estómago encogido por si la enviaban al frente o a Berlín; pero, en lugar de eso, le habían propuesto una plaza de secretaria médica en Steinhöring, donde se encuentra ahora. A pesar de estar más lejos de su casa, era en pleno campo bávaro, así que había aceptado.

Jamás se ha arrepentido de su decisión. Le encanta ser la mano derecha del doctor Ebner, clasificar los dosieres, ordenar la correspondencia, redactar las respuestas. Sabe que él aprecia su trabajo. Por la manera en que la trató el primer día, Helga intuyó enseguida que tenía hijas de su edad. El médico le preguntó qué ambiciones tenía en la vida.

—Me gusta mi trabajo, *Herr Doktor.*

—Y una familia, Schwester Helga, ¿no quiere tener una?

—Sí, quiero casarme, *Herr Doktor.* Quiero el matrimonio o nada.

Helga se negaba a ser como esas jóvenes. De hecho, jamás había sido como ellas. Ni siquiera de muchacha, cuando era *Mädel,* ni durante los campamentos y las fiestas; siempre mantenía alejados a los chicos que la rondaban, miraba disgustada a las parejitas efímeras.

—Si no hay amor, no quiero —añadió.

El médico sonrió.

—Shhh. Es usted *ein braves Mädchen,* una joven honesta,

Schwester Helga, y eso la honra. La respeto mucho. El problema es que no habrá suficientes maridos para todas; hemos perdido muchos jóvenes, muchos de los mejores. Pero, aun así, todas podrán ser madres y, por si fuera poco, en las mejores condiciones. Esa es una de las razones por las que hemos creado los *Heime.*

Helga se siente en casa. Le enorgullece lo que hace, el lugar donde se encuentra. Se pone por encima del vestido el delantal inmaculado, almidonado con un cuidado especial. Una última vuelta, para verificarlo todo. Honrar al *Heim.* Honrar al *Reichsführer.*

Sala común. Las mesas están preparadas para el café que se ofrecerá después de la ceremonia. Helga alinea de nuevo las tazas. Vestíbulo. Pone recta una rosa en uno de los ramos que adornan la mesa. Ajusta los pliegues del mantel y el almohadón donde colocarán a los niños. Tablón, bandera, insignias, todo está alineado. Pasa un dedo por el marco del retrato del *Führer* para asegurarse de que han quitado el polvo. Sala de las *Schwestern.* Sala de trabajo. Todo está perfecto. No hay nada encima de su escritorio, ni un plumier ni una lámpara, han metido todo en los cajones; a Helga le gusta el orden. A pesar de su juventud, goza de la absoluta confianza del doctor Ebner. Este se apoya a menudo en ella, en lugar de pedir la ayuda de la Oberschwester Margot Hölzer, la enfermera jefe, que es menos meticulosa de lo que sería deseable. Un día, Helga vio incluso que no desinfectaba el instrumental. A las internas les parece impaciente, brutal, y se ríen del vello que tiene encima del labio y de su pelo grasiento y tieso.

Sala de los lactantes, desierta por el momento. Catorce camas. El suelo se ha lavado a primera hora de la mañana.

Sala de lactancia. Las madres dan de mamar a los recién nacidos y los cambian. Sobre una mesa, una pila de vestidos largos y blancos listos para la ceremonia. Visten a un niño, la madre se lo enseña a las demás con aire triunfal, se ríe; las otras madres hacen comentarios y la felicitan. Helga le tiende un paño: «Cuidado, no os olvidéis de proteger el vestido». ¿Dónde se habrá metido otra vez la Schwester Margot? Debería estar ahí vigilando a las madres.

En un rincón de la sala, Frau Geertrui está sentada con Jürgen, que duerme. Sus ojos, enrojecidos e hinchados, revelan algo más que la simple fatiga. El cabello castaño y ondulado sin peinar y la cara un tanto alargada hacen que parezca delgada; tiene el gris de las ojeras más oscuro que el de los iris. Transpira. Transpira como si llorara y como si algo allá arriba la hubiera abandonado. La Schwester Helga se acerca a ella y le pone una mano en la frente, no tiene fiebre.

Frau Geertrui le dice:

—No se despierta. No ha mamado después del parto.

Helga intenta tranquilizarla:

—A veces sucede. Dentro de nada tendrá hambre, recuperará lo que ha perdido. —Quiere bromear—. Ya verá como se le despierta el apetito durante la ceremonia.

En lugar de hacerla sonreír, la idea parece sumir a Frau Geertrui en una angustia aún mayor. Lágrimas, que aún no resbalan. Sollozando, vuelve a estrechar al recién nacido contra su cuerpo. La enfermera le susurra que no es extraño sentirse más sensible después de dar a luz, es la bajada de hormonas, pero hay que procurar contenerse y no expresarlo. No le dice que, si el doctor Ebner o la *Oberschwester* la ven, lo anotarán en la evaluación y eso no la favorecerá.

—Ya verá como todo sale bien, Frau Geertrui.

Aun así, la joven rompe a llorar, estrecha al niño contra su pecho desnudo; el recién nacido no se despierta, no mama, duerme con sus pequeños dedos pegados a la boca. La madre llora como si alguien hubiera muerto, haciendo un ruido espantoso, las demás mujeres la miran. Helga le dice que vaya a refrescarse a su habitación y, bajando la voz:

—Aquí no debe llorar así. En ningún lugar. —Toma a Jürgen en brazos—. Se lo traeré dentro de media hora para la ceremonia.

Las *Schwestern* no hacen jamás ese tipo de cosas; normalmente, las madres van a buscar a sus hijos para amamantarlos y cambiarlos en los horarios establecidos, cinco veces al día. Frau Geertrui abandona la sala sollozando, rota por dentro.

Apenas se marcha, Frau Hilde se acerca a Helga. Es la interna que comparte el dormitorio con Frau Geertrui, tiene una hija de seis días. Le susurra a la enfermera, pero de forma que todas la oigan, que no puede soportarlo más.

—Frau Geertrui no para desde que dio a luz. Se pasa el tiempo llorando, ¿algo fue mal?

—Al contrario, según la Schwester Margot, Frau Geertrui fue muy valiente durante el parto.

—No puedo seguir con ella. Voy a pedir una habitación individual. Dada mi situación personal, deberían concedérmela.

A pesar de que murmura, parece gritar, está tan crispada que le cuesta respirar y se ha puesto roja. Helga domina un gesto de exasperación. Cuando las internas aluden a su situación, significa que o bien están casadas, o bien el padre de sus hijos ocupa un puesto elevado en la jerarquía. Las que acumulan las dos circunstancias son las peores. Mañana comprobará el estatus de esa mujer.

—Como sabe, eso es imposible, pero comprendo su dificultad y, en caso de que se prolongue, se lo comunicaré al doctor.

—Pienso hablar con él hoy mismo.

La mujer se aleja contoneándose. Helga la observa: la verdad es que ha engordado demasiado, no es sano. Debe anotarlo en su historial.

Jürgen duerme profundamente en el hueco de su brazo. Todos duermen así después de venir al mundo, agotados por el frío, la luz y el oxígeno en los pulmones, no tardará en despertar. El niño se ha liberado del paño que lo envolvía y, mientras duerme, da pequeños tirones con los puños cerrados, un polluelo debatiéndose. Aun así, no se ha arañado las mejillas, algo que los recién nacidos son propensos a hacer en las primeras noches. Helga lo envuelve de nuevo en el cambiador, apretando un poco más la tela. El niño no se despierta, sonríe a los ángeles. Después del primer cuidado principal, que es la higiene, y antes del tercero, que es el aire libre, el segundo es la calma. Los niños necesitan sosiego y tranquilidad por encima de todo. Jürgen parece un bebé muy apacible. Helga le acaricia una mejilla. El gesto delata cierto nerviosismo. El *Reichsführer* tiene que haber llegado ya.

Renée

Son las diez y en el vestíbulo suena *Die Unvollendete,* de Schubert. Todo aparece liso, limpio, encerado. Renée mira la hilera de hombres uniformados, alineados a lo largo de la pared, mientras que las mujeres y las enfermeras están sentadas; las que tienen un bebé ocupan la primera fila. Las internas se han engalanado para la ocasión: lucen un vestido bonito, tacones y sombrero en su mayor parte. Ni una gota de maquillaje. Su vecina tiene los ojos llenos de lágrimas. Renée también está emocionada por los hombres: todos le recuerdan a Artur Feuerbach.

Delante de ella, cerca de la mesa con la esvástica, reconoce al oficial de alto rango que está murmurando algo al oído del doctor Ebner, vestido de uniforme. En el *Heim* hay varios retratos de él: es Himmler. Lo conoce de antes. Menudo, barbilla huidiza y ojos de miope, y, a pesar de su aire dulce, no lo es. ¿Qué relación existe entre ese hombre y la guardería donde se encuentra?

Cuando la música termina, el doctor toma la palabra, pronuncia un discurso que Renée no intenta siquiera comprender. Le parece oler el agua de colonia del soldado que está más próximo a ella. Se alisa en las rodillas el vestido de algodón floreado que le dieron el día de su llegada.

Variationen über das Deutschlandlied, de Haydn. Un niño lloriquea entre los violines, su madre lo mece. Una enfermera se acerca a ellos con una tetina de caucho en la mano. Fin de la pieza, un pequeño chillido en la primera fila. Himmler toma la palabra en ese momento, lee el texto que tiene ante sí. Renée experimenta un momento de vértigo, se pregunta qué hace ella aquí, qué ha hecho para estar en la misma sala que él. Luego recuerda la humillación que padeció antes de llegar a Lamorlaye, el «juicio» y la rapadura. Los escupitajos, la sensación que le producían cuando resbalaban por su piel, deslizándose en regueros húmedos. Se rasca los brazos como si quisiera aliviar un picor. Escruta con interés al hombrecito que se encuentra tras el altar con la cruz gamada. Intenta concentrarse en sus palabras, entiende *Deutschland,* entiende *Kinder;* él sonríe con ojos llenos de ternura. Renée deja casi enseguida de escucharlo, su mirada se distrae, su mente divaga. Solo le interesa lo que ve para poder contárselo luego a Artur. Le alegra poder escribirle que Himmler ha estado aquí. Está segura de que Artur admira a ese hombre y de que el interés que siente por él la favorecerá.

Dado que no gozaron de mucho tiempo, Renée da vueltas siempre a los mismos momentos, escasos, que se desvanecieron en poco menos que un parpadeo, apenas un puñado de veces; que constituyen toda su historia en común, y que la llevaron hasta aquí.

Renée lo conoció cuando acababa de cumplir dieciséis años, a principios de junio. La joven recuerda: el final de la primavera, la buhardilla estrecha, justo debajo del tejado, el infinito al que se abre el tragaluz. El olor cenagoso del Odón. Los chillidos de las golondrinas. El calor que perdura en las tejas incluso de noche; el sol, que azota desde lo alto durante todo el día y las atraviesa. El hotel de la Cloche.

Una mañana convocan a todo el personal en el vestíbulo central. En él hay varios empleados del ayuntamiento, hasta el alcalde, quien anuncia que los alemanes se dirigen hacia Caen y que todos los hoteles de los alrededores han sido requisados. El personal puede elegir entre seguir trabajando allí o ir a trabajar a Alemania. Renée no quiere marcharse. Así pues, se queda y ellos llegan, los alemanes, toda una delegación; es poco antes de mediodía y aguardan en el vestíbulo a que los reciban. Renée está en la tercera planta, se desliza por el pasamanos, resbala hasta abajo, hasta la voluminosa bola de cobre. Siente que alguien la agarra por la cintura, se vuelve, es Artur Feuerbach, que dice «*Olala Fräulein*» y la deja en el suelo. Es joven, no tiene siquiera veinte años, puede que dieciocho. Muy delgado, pelo cortado al rape, cara angulosa, mirada clara. Renée lo encuentra guapo. Él dice algo que ella no entiende, pero comprueba que tiene la voz grave. Además del uniforme de las Waffen-SS. Él le sonríe. Ella no le sonríe, al contrario, lo aparta y se reúne con el resto del personal lo antes posible.

A Renée no le gustan los alemanes.

Ese día y los siguientes, Renée lo evita. Lo esquiva a pesar de que guarda en su habitación el ramo de flores que él le ha dejado delante de la puerta. Huye de él, pero acaba sonriéndole desde lejos. Huye de él, pero espera cruzarse con él. Se cruza con él, cada vez más a menudo.

Al cabo de dos semanas, él le dice que va a casarse con ella. Lo jura por su honor, por su uniforme. Jura que la quiere, que es la primera vez, y llora, quizás porque también es muy joven y porque, sin duda, jamás regresará a su casa. Renée le dice que ella también lo quiere, pero que no pueden casarse. Por el momento es imposible. Ella le dice que deben esperar a que termine la guerra. Ella lo esperará siempre y jura también por sus padres, por su vida.

Sentados en la estrecha cama de hierro, cogidos de la mano. Él trata de abrazarla, ella se vuelve con el corazón acelerado. Él le enseña una fotografía de su familia. Su madre, sus hermanas, su hermano pequeño de quince años, también vestido con el uniforme. A Renée le gustan enseguida, se encariña con la madre de Artur, que se parece a él, adora sobre todo al hermano pequeño, que da la impresión de ser su gemelo, solo que más joven, Artur de niño, le encantaría conocerlos.

En varias ocasiones, él le dice que es posible que muera. Morirá de una bala en el estómago o en la cabeza, morirá reventado por un obús, quemado vivo, pisará una mina, explotará en su tanque y de él solo quedarán sangre y carne calcinada. Dice que quizás no vuelva a verla. Que ahora que la conoce no quiere morir. Dice «voy a morir» con su acento alemán, que Renée adora por encima de todo, al igual que su voz y su manera de hablar, su manera de decir que va a morir. Y, tras una pausa, él le repite que va a casarse con ella y la atrae hacia él.

Hay más momentos como ese. Hay un paseo a orillas del río. Flores silvestres todos los días. Olor a lilas marchitas, quemadas por el exceso de calor en su habitación; olor al agua perfumada que se evapora del tarro de mermelada que hace las veces de jarrón. Olor a ciénaga y a río en decrecida, cuando las algas de las orillas humean bajo el sol.

Es de noche y Artur Feuerbach se va mañana. Ha llevado pan, un bloque de fuagrás y una botella de vino tinto. Él se siente más alegre que triste. Esboza esa sonrisa, que le ilumina toda la cara y los ojos. Le habla de Berlín, la ciudad de donde procede, le encantaría enseñarle unas fotografías, verlas él también. En cualquier caso, es mejor evitarla: Berlín está siendo bombardeada a diario, hay calles enteras destrozadas; pese a todo, él es afortunado, porque, aunque la casa de su infancia ya no existe, sus padres aún están vivos. «*Heim*», dice: su hogar. Le gustaría regresar un día, con ella. Beben vino, se miran, se abrazan, dos adolescentes aterrorizados que no desean que llegue el día siguiente y que se estrechan apurando la botella demasiado deprisa. El sentimiento de que no van a tener tiempo.

Renée lo quiere, está segura, pero enseguida se arrepiente del abrazo entre borrachos que sigue a continuación. Le hace daño, no siente nada, salvo dolor y miedo. Un miedo que es como un abismo en el que cae, y el sentimiento de que aquello es malo. Se ha convertido en una cualquiera y ahora nadie se casará con ella. A eso se añade que Artur está a punto de partir hacia el frente, el miedo a no volver a verlo. René tiembla sin parar y no recibe ninguna caricia que la sosiegue. Quiere levantarse, irse y caminar sin parar, presa del pánico brutal que le produce la idea de que él no la quiera. Renée tiene los ojos secos. Tiene frío y nada la calienta. Oye cómo él le repite que la quiere, en francés, en alemán, una y otra vez, e idolatra su voz más que nunca, pero ya no cree en nada de lo que dice.

Su noche, la única y la última.

Renée ve cómo se levanta, cómo se viste. El cinturón, las botas. Se detiene para mirarla a su vez. Todo en ella está contraído, paralizado, el tiempo se alarga, la luz blanca de la claraboya llena sus ojos.

Renée ve cómo abre la puerta. La mira por última vez.

Ve cerrarse la puerta, oye el ruidito seco del pestillo en el cerradero.

Sus pasos se alejan.

Se apagan.

Silencio.

Luz blanca por todas partes.

Ese mismo día, Renée le escribe una carta disparatada en francés, llena de palabras dulces y de promesas, casi perturbada por el gran dolor que le aflora. La reescribe un sinfín de veces, siempre hay una torpeza, un error, una palabra mal compuesta, una tachadura, o la firma es fea, y la carta debe ser perfecta. Al final, resulta perturbadora, pero no se da cuenta porque la ansiedad se ha apoderado de ella.

La víspera de la partida de Artur, Renée metió en un sobre una fotografía de ella, varias hojas con el membrete y la dirección del hotel escrita a mano. En los días sucesivos, pregunta al portero si hay correo para ella. No ha recibido nada ese día, tampoco al siguiente, nunca. Renée se dice que las cartas se pierden y eso casi la tranquiliza. Al poco tiempo, la idea de cruzarse con el portero le produce ansiedad. Pasados unos días, deja de preguntárselo cuando lo ve y él se limita a sacudir levemente la cabeza. El quinto día, aborda a un oficial de las SS para suplicarle que haga llegar una nueva carta al frente; el soldado agarra la carta, le da la vuelta, la mira y se la devuelve sin decir una palabra.

Dos semanas más tarde, Renée le escribe que es padre. Se dice que la carta, que ha entregado a otro soldado alemán, que le ha sonreído amablemente al recibirla, no llegará jamás a su destino. Por otra parte, casi todos los militares se han marchado del pueblo.

Al cabo de cuatro días, el portero le entrega un sobre, tres hojas, una mezcla de francés y alemán, y, tras echarle una primera ojeada, Renée comprende que la misiva es alegre, a pesar de estar viviendo un auténtico desastre. Él le dice que está loco de felicidad, que la quiere y que es guapa, y, sin duda, escribe lo mismo en francés y en alemán, añade que también quiere a su hijo, por encima de todo. Agrega que es necesario que se marche, que va a tener problemas, y le da una dirección que parece incompleta, «Bois-Larris», en Lamorlaye, en las inmediaciones de Chantilly. La carta va acompañada de una segunda redactada en alemán y dirigida al doctor que está a cargo del Heim Westwald.

Renée admira su letra, acaricia la carta, se la lleva a los labios. Le parece percibir su olor en el papel.

Desde que tenía doce años, su padre no ha dejado de repetirle que, si se quedaba embarazada sin estar casada, la echaría de casa o la obligaría a correr alrededor de ella hasta que abortara. Su madre jamás lo ha contradicho. Son personas honestas, férreas y respetables; él es zapatero y ella se ocupa de la tienda, Renée es su única hija.

Son las diez de la mañana.

A las dos de la tarde viaja en un tren poco menos que vacío hacia Lisieux, desde donde se trasladará a París y a Lamorlaye.

Lo peor aún está por llegar.

Dejar de pensar en ello, dejar de pensar en ello, concentrarse en lo que sucede. Renée mira el suelo de roble, aprieta fuertemente la mano izquierda con la derecha, no está soñando. Alza la mirada hacia Himmler, que ha dejado de hablar. En el almohadón que se encuentra delante del altar hay ahora un niño de pecho agitando las manos. A su lado están su madre y un SS, a los que Himmler pregunta algo. Los dos responden: «*Ja*».

¿Cómo conseguirá escribir una bonita carta sobre todo eso? Se pregunta si su bebé también tendrá derecho a una ceremonia así. Si Artur asistirá uniformado. Se trata de una especie de bautismo militar, aunque ella sabe que no todos los niños son hijos de soldados. De hecho, es como si las madres y los SS no se conocieran, apenas se miran, como si fueran extraños. Renée se pregunta: ¿y los padres? Mira a las mujeres que lucen un bonito vestido, a los hombres, siempre de pie. Se deja embargar por la música, pero su mente no descansa, vuelve una y otra vez a lo mismo, hasta el infinito: los recuerdos, la angustia, la incertidumbre, Artur Feuerbach.

Marek

Al fondo del jardín, lejos de la casa de las mujeres. Concentrado en su movimiento, Marek cava rítmicamente, rompe los terrones, revuelve en los arriates que bordean las rejas adornadas con runas nazis. Con los ojos clavados en el suelo, su cara se contrae en una mueca. Hace una hora vio un convoy de berlinas negras atravesar la finca. Muchas. Y tiene miedo. Desde anoche tiene tanto miedo que incluso siente menos el hambre. Se maldice por haber abordado a esa joven, por haberle arrancado la comida de las manos. Se ha convertido en un vulgar animal incapaz de reflexionar, que arriesga su vida para llenarse el estómago. Ella vive en la casa, una especie de maternidad, al igual que todas las mujeres que entrevé a lo lejos. Ella, la única que ha visto de cerca, es apenas una cría, y él la asustó.

Después del incidente, se pregunta si es preferible huir o quedarse. Ha calculado las posibilidades que tiene de atravesar los campos sin que lo vean, vestido con la andrajosa ropa de paisano y su escaso alemán. ¿Cuánto tiempo tardarían en darse cuenta de su ausencia? ¿Treinta minutos, tres cuartos de hora como mucho?

Si huye y lo atrapan, ejecución sumaria o regreso a Dachau.

Si se queda y ella lo denuncia, regreso a Dachau.

Marek, que no llora desde hace años, ayer vertió una lágrima, no quiere volver a Dachau, jamás. Si regresa allí, morirá, está seguro. En Dachau el hambre no era nada, también estaba la sed, una sed terrible. En una ocasión cambió un pedazo de pan por una ración extra de agua. Aquella sed que le secaba el interior, que le volvía áspero el paladar. En la sequedad de la boca, su lengua estaba dura y tiesa. Las mejillas pegadas a los dientes. El interior era como papel de lija. Recuerda haber rechazado la sopa porque era densa y salada y le inflamaba la boca llena de aftas, su boca era una llaga abierta. El agua era una idea fija. Aquí hay agua, mucha. No hay prisioneros que mueren, ni uno solo desde que llegó. Tampoco hay ese olor a muerte, a carne y pelo quemados, que lo hacía salivar al mismo tiempo que le producía arcadas. Aquí sus posibilidades son mejores. Jornadas de trabajo de trece horas, desde las seis de la mañana hasta las siete de la tarde. Poca comida. El Unterscharführer Sauter («Sau-ta») no se lo piensa dos veces si ha de utilizar la porra, pero aquí vivirá. Hace meses que vive aquí, y seguirá viviendo.

Las verjas se abren de nuevo, un segundo convoy, coches y motos. Se da cuenta de que ha dejado de cavar. Se inclina hacia la tierra. Pica las malas hierbas y sus raíces, airea el suelo endurecido por los días de sol, su sequedad le vuelve a traer a la mente cómo tenía la boca en Dachau. Corta y libera la savia de las malas hierbas en el terreno, lo humidifica, va a buscar en lo hondo el agua depositada bajo la superficie, en las entrañas de la tierra. Cuanto más profundo cava, más viva reaparece. Con el olor emergen sus insectos. Los gusanos. Las cucarachas. Coge un puñado de tierra y se la lleva a la boca, la mastica, debe de tener algo que nutra, dado que los insectos viven en ella. No sabe a casi nada, tiene una textura crujiente, la tierra es arena y agua y vida. Escupe. Escupe con una saliva tan densa como el catarro. Esputa y cava.

En Dachau, a veces bebía en un pantano por donde pasaba para ir a trabajar. Preparaba su taza mucho antes de llegar al punto donde estaba el agua. En cuanto podía, se precipitaba hacia el charco casi negro. El *Kapo* aparecía por detrás con los perros, pero Marek se apresuraba a reunirse de nuevo con el grupo de prisioneros, que lo pescaban rápidamente, y se confundía entre ellos. Los demás le decían que estaba loco, que los perros acabarían atrapándolo, que era agua estancada, agua mala que causaba disentería. Para Marek no era una ciénaga, no era agua estancada, no era barro, era la vida.

Aún conserva en la boca el gusto, la consistencia del cieno.

Escupe, la tierra absorbe de inmediato la saliva negra, Marek cava.

A pesar de la angustia que siente, sabe que los convoyes no suponen una amenaza para él. El sol ya está en lo alto y el tiempo juega a su favor. Si la joven lo hubiera denunciado ayer al regresar a la casa, habrían ido a buscarlo enseguida. Si ella no lo denunció ayer, puede que tampoco lo haga hoy. Es posible que nunca lo haga. Una muchacha tan joven, sin embargo, poco menos que una cría; los niños no reflexionan, hablan al menor susto, tienen el corazón en la lengua. ¿Por qué se calla esa pequeña alemana? ¿A qué está esperando? Marek preferiría que hablara enseguida, que todo terminara. Preferiría huir lejos. Tendría su oportunidad. Mira el campo. Los coches. Podrían desviar la atención. Además, no ve a Sauter. Le gustaría verlo para poder desembarazarse de la tentación de escapar.

Helga

Cuando el *Reichsführer* entra en el vestíbulo con el doctor Ebner a su lado, Helga contiene el aliento. Los dos hombres, vestidos con uniforme de gala, intercambian unas palabras que se pierden en la música de Schubert, que disminuye, se detiene. El *Reichsführer* se dirige a las muy queridas madres del *Heim,* y a las queridas hermanas, las *Schwestern:* «Qué alegría estar aquí con vosotras, poder celebrar juntos a estos niños, que son nuestro futuro». Una voz dulce, pausada. Él es el orgulloso *Patenonkel,* el orgulloso padrino de los cuarenta y siete niños nacidos en los *Heime;* y seguirá poniendo bajo su protección a todos los bebés que nazcan el día de su fiesta, el 8 de octubre. Explica por qué es importante la Bendición del Nombre, incluso crucial: a través de ella, todos los niños se integrarán en la gran comunidad de las SS.

—Gracias a vosotras, queridas madres, que sois *vom besten Blut,* de la mejor sangre, y que habéis sabido elegir una pareja superior desde el punto de vista racial, bastarán unas generaciones para hacer desaparecer de nuestra Alemania todo rastro de sangre impura. Un siglo, como mucho. Nuestros *Heime* se han concebido para que nazcan en ellos los elementos más soberbios de nuestra raza: vuestros hijos. Nuestra religión es nuestra sangre.

»También quiero daros las gracias, mis queridas madres, porque la maternidad es la misión más noble de las mujeres alemanas. Los peligros a los que os exponéis durante el parto, sirviendo de esta forma a vuestro pueblo y a vuestra patria, equivalen a los del combate en el estruendo de la batalla. Como contrapartida, Alemania se compromete a ampararos, al igual que a vuestros hijos, y a preservaros del trabajo físico que pueda perjudicar vuestra fecundidad. Cada una de vosotras debe poder traer al mundo todos los hijos que desee. Nuestra Alemania necesita niños.

Se le voz quiebra la voz:

—Queridas madres, vuestros hijos son para mí un consuelo de la muerte de nuestros jóvenes en el campo del honor, lejos de sus hogares, en nombre del Reich. Nuestros hijos de la mejor sangre se sacrifican. —La cara de Helga se tuerce en una mueca de dolor. El *Reichsführer* eleva el tono con énfasis—: Vuestros hijos son de la raza de los nuevos caballeros, que deberán llevar a cabo, con dificultad y a marchas forzadas, la mayor de todas las revoluciones. Ellos son, además —silencio—, nuestra futura victoria.

La emoción del *Reichsführer* no va acompañada de lágrimas. Helga se enjuga los ojos. En ese momento, un niño empieza a berrear y el *Reichsführer* sonríe con circunspección.

—Ese sí que es un futuro Señor de la guerra.

Todas se ríen.

A continuación, el *Reichsführer* pide a Frau Gudrun y a su hijo que se acerquen. Helga tiene un nudo en la garganta, como si fuera ella la que tuviera que aproximarse. Sacude su delantal de algodón inmaculado, sin una sola arruga, junta las manos. Unas manos secas, lavadas y desinfectadas con demasiada frecuencia. Intimidada, Frau Gudrun deja al pequeño en el cojín que hay delante del altar, arregla el vestido blanco del niño y se vuelve hacia el *Reichsführer*. Tras un momento de silencio, este dice:

—En calidad de madre alemana, ¿estás dispuesta a educar a tu hijo en el espíritu nacionalsocialista?

La mujer responde con un apretón de manos:
—*Ja*.

El *Reichsführer* se vuelve entonces hacia el padrino, un soldado muy joven, que ha crecido demasiado deprisa.

—Camarada SS, en calidad de padrino del niño, ¿estás dispuesto a prestar ayuda a esta madre y a su hijo en caso de peligro o necesidad?

El joven responde estrechándole la mano:

—*Ja*.

—¿Estás dispuesto a vigilar la educación de este niño en el espíritu de nuestra comunidad SS?

Nuevo apretón de manos.

—*Ja*.

Helga se sorprende murmurando «*Ja*» al mismo tiempo que Frau Gudrun y el militar. Murmura «*Ja*» con cada una de las mujeres y de los soldados, como si estuviera rezando.

La última en pasar es Frau Geertrui. Helga es la única que se percata de su leve estremecimiento, la única que oye el temblor poco menos que imperceptible de sus «*Ja*». Se dice que la mano que tiende al *Reichsführer* debe de estar mojada, debe derretirse, quizás le disguste. Él la suelta y Helga se siente casi aliviada.

El *Reichsführer* se vuelve hacia el niño. Tiende la daga por encima de él y lo toca: «Te tomo bajo la protección de nuestra comunidad y te confiero el nombre de Jürgen. Llévalo con honor». El público se levanta. Una mujer se tapa los ojos con las manos y llora. Varios bebés hacen ruidos con la boca, uno se impacienta, otro se pone a gimotear. Jürgen se comporta muy bien.

El doctor Ebner vuelve a dar las gracias al *Reichsführer* y felicita a las madres. Hace un ademán con la cabeza a los padrinos.

Entonces, estos entonan el *SS-Treuelied,* el canto de fidelidad a las SS, acompañado del saludo nazi. Las mujeres se apresuran a imitarlos, algunas cantan también; Helga conoce el principio y el final.

> Estrellas, sois nuestros testigos,
> que, tranquilas, miráis hacia abajo:
> cuando todos los hermanos callan
> y confían en falsos dioses,
> nosotros solo tenemos una palabra,
> nosotros damos la espalda a nuestra infancia,
> nosotros hablaremos y rogaremos
> por el Imperio eterno y sagrado.

Se hace un silencio prolongado. Los brazos extendidos bajan. A una señal del doctor, todos se encaminan hacia la sala común, salvo las madres que, siguiendo a la Schwester Margot, llevan a sus hijos al piso. Bullicio. Voces. El aroma a café, el auténtico, en lugar del terrible *Ersatz.* Las mujeres de pie en pequeños grupos, alegres, risueñas, bañadas por una luz de finales de verano. Helga no se aleja del doctor, sabe que a él le gusta tenerla cerca durante las ceremonias, ya sea una Bendición del Nombre o una boda. El médico está conversando con el *Reichsführer.* Helga distingue sus palabras cuando este se anima y alza la voz:

—¿No hay alguna manera de agilizar el programa, *mein Freund,* amigo mío? —Un poco más bajo—: Estamos perdiendo muchos hombres.

—*Mein Reichsführer,* de aquí a treinta años dispondremos de seis regimientos más gracias al *Lebensborn,* pero no podemos acelerar el proceso.

—Es una injusticia que un soldado que ha tardado dieciséis años en criarse muera luego en un instante. —Sacude la cabeza apesadumbrado—. En valor, la duodécima división *Panzer* de las SS supera a las divisiones de los adultos, pero la temeridad de nuestros jóvenes los expone más aún que a los mayores. Por desgracia, mueren muchísimos.

El sabor de la mantequilla espesa y dura sobre el bollo fresco, apenas azucarado. Helga deja de masticar, pobres niños en Normandía.

Las voces de los dos hombres vuelven a convertirse en un susurro. Helga se da cuenta de que el *Reichsführer* le hace un ademán para que se acerque.

—*Schwester Helga, mein Reichsführer* —dice el médico—. Mi secretaria, mi indispensable mano derecha.

—*Angenehm, Schwester Helga,* encantado. —La mira fijamente—. Qué belleza. *Rein nordisch doch,* el tipo nórdico puro, ¿verdad? Una belleza natural. —Se vuelve hacia el doctor—. A propósito, *mein Freund,* me ha parecido ver pintalabios y polvos en las caras de varias madres.

—Es un día especial, *Reichsführer,* ya sabe que...

—La mujer alemana no necesita afeites.

—Siguiendo sus órdenes, envié una circular a todos los *Heime* en ese sentido. La prohibición es absoluta para el personal, ahora bien, algunas madres...

—Es lamentable. Conoces de sobra los rumores insensatos que circulan sobre nuestros centros, que, sin embargo, son irreprochables. No hay que dar pie a las malas lenguas. Por consiguiente, es necesario proscribir cualquier indecencia. Ni una pizca de maquillaje en nuestros hogares, nunca.

—Me ocuparé de que así sea, *Reichsführer.* —Con aire derrotado, el médico se seca las gafas con un pañuelo—. ¿Quiere visitar el *Heim?*

—*Ja! Sicher!* ¡Por supuesto! Empecemos por las cocinas.

Los dos hombres se alejan. Helga no se mueve. Sigue teniendo el bollo en la mano derecha, pero no lo ha tocado. El *Reichsführer* se vuelve hacia ella.

—*Kommen Sie doch mit, Schwester Helga,* acompáñenos. Dígame, ¿de qué región de Alemania procede una belleza como usted?

Helga, que no sabe cómo deshacerse del bollo, lo mete discretamente en el bolsillo del delantal.

—De Grasberg, *Herr Reichsführer.* Cerca de Bremen.

—*Wirklich?* ¿De verdad? ¿Y está usted casada? No, no lo está. Qué lástima. Espero que en breve haga feliz a uno de nuestros SS. —Suspira. Se vuelve hacia el doctor—: Voy a aumentar la tasa *Lebensborn* a los SS solteros. Los voy a desangrar, ya verás como así se cansan de llevar una vida sin compromisos.

En la cocina trajinan cinco mujeres. Prisioneras de paisano, todas pertenecen a los Testigos de Jehová alemanes. Físicamente se parecen a las internas, tienen la misma edad, la misma apariencia. Cuando ven los uniformes y divisan luego al *Reichsführer,* se quedan paralizadas una tras otra. Agachan la cabeza. Miran sus manos, su cacerola, su tabla de cortar.

El *Reichsführer* se acerca a la de más edad y le pregunta si es la responsable de la cocina.

—*Jawohl, Herr Reichsführer* —dice la mujer sin alzar la mirada, con voz trémula.

—¿Y qué sirves a nuestras madres del *Heim* para desayunar?

—*Herr Reichsführer,* a veces pan, a veces cereales.

—*Nein nein nein.* —Himmler alza la voz descontento—. ¡Hay que servir gachas de avena todos los días! —Se vuelve hacia el médico—: ¿No hemos hablado ya sobre este tema?

—El problema es que algunas madres tienen miedo de engordar, *Reichsführer.*

—Pero si es un alimento que hemos copiado de los ingleses, *mein Freund,* y basta con ver sus siluetas. ¡Mire a Lord Halifax! ¡Su cuerpo esbelto! ¡Eso demuestra que las gachas no influyen en el peso de las personas de calidad! Las madres de nuestros hogares se acostumbrarán a comer la avena cocida y deberán inculcar esa costumbre a sus hijos.

Una cacerola rebosa. La mujer se precipita hacia la tapa y lanza una especie de suspiro: se ha quemado la mano. El agua hirviendo se ha derramado sobre las placas. Su semblante se crispa. Apaga el gas sin apartar la mirada del suelo.

El *Reichsführer* se vuelve sacudiendo la cabeza, preocupado.

DIARIO DE LA SCHWESTER HELGA

Heim Hochland, 3 de septiembre de 1944

¡Después de la ceremonia visitamos el *Heim* con el *Reichsführer* y el doctor! Fue muy emocionante. Qué difícil es encontrar palabras que estén a la altura de la situación.

En la manera de hablar del *Reichsführer* reconozco su manera de escribir, dado que clasifico el correo del doctor. Se cartean con frecuencia: el doctor fue su médico personal y los dos pertenecían ya a la misma fraternidad estudiantil en Múnich, que está muy cerca.

Me gustaría decir muchas cosas sobre este día. No sé por dónde empezar. El corazón aún me late acelerado. Necesito un poco de tiempo para aclararme.

Solo lamento una cosa: no haberle dicho que hace ocho meses fui yo la que redactó el informe detallado sobre el pequeño Karel, que tanto lo emocionó. El desdichado murió de neumonía a los doce días. Yo fui una de las que lo asistió durante sus últimas horas, pobre criatura, se asfixió por más que hicimos todo lo posible para salvarlo, un hombrecito tan guapo. A pesar de tantos esfuerzos, la última noche no pudimos combatir la cianosis, silbaba al respirar, berreaba, y el oxígeno que recibía no bastaba. Era como verlo ahogarse sin poder tenderle la mano. Pasé una noche espantosa, terrible, con el niño boca abajo sobre mis rodillas, dándole masajes en la espalda y rezando por que respirara. *Schätzen,* cariño, respira, respira, respira, mi aliento suspendido en el suyo. Al día siguiente tuve que mecanografiar el parte, hora a hora, minuto a minuto, y lloré. El doctor me contó que el *Reichsführer* también había llorado al leerlo. Y que la muerte de un niño de pecho de nuestros hogares siempre le llena los ojos de lágrimas. Eso demuestra que su corazón no se ha endurecido con la guerra. La nobleza del alma se mide en la adversidad. Siempre pienso en Karel cuando oigo el nombre del *Reichsführer,* en las lágrimas que vertimos por el niño que murió en mis brazos. Pero estoy segura de que el *Reichsführer* ha olvidado el nombre de la enfermera que escribió el informe. No me acordé de ello mientras visitábamos el *Heim* con él. En cualquier caso, no me habría atrevido a dirigirle la palabra.

Me preguntó que de dónde era yo y si estaba casada. Viviendo entre madres solteras y novias de soldados de las SS, no me casaré muy pronto. Algunas de las mujeres casadas que viven aquí tienen mi edad, a veces son incluso más jóvenes que yo. Esta guerra no termina nunca y yo envejezco.

Cada vez que celebramos una ceremonia pienso en mi primera Bendición del Nombre en el Heim Friesland. En esa ocasión, el espectáculo me pareció extraño y hasta me hizo sonreír: todos esos niños, diez o quince, «caballeros del Nuevo Orden», a pesar de haber nacido hacía apenas unos días, armados caballeros uno a uno, mediante un golpe en la barriga con la enorme daga. Dado el desorden de sus pequeños movimientos, resulta inquietante verlos bajo un arma tan pesada. Además, el discurso sobre la repoblación tampoco me gustó mucho. Uno de los padrinos alineados con el uniforme de gala me miraba y me sonreía a medias; su «ahijado» era el menor de sus problemas. Se llamaba Bernhard y tenía una bonita voz. Yo estaba de guardia y, en parte por timidez, en parte por orgullo, me desembaracé de él diciéndole que tenía trabajo, *Heil Hitler!,* y volví a la sala de los recién nacidos.

Aún me sentía tan joven, pensaba que tenía toda la vida por delante. Era tan inútilmente orgullosa. En cualquier caso, era guapo, puede que incluso amable. ¿Qué habrá sido de él? ¿Vivirá todavía?

A partir de ahora, sin embargo, cada Bendición del Nombre me recordará sobre todo a aquella en la que tuve el honor de conocer a nuestro *Reichsführer*.

Helga deja de escribir. Mira hacia delante, mueve levemente los labios y al final los aprieta. Marca la página con una tarjeta postal que ha cogido en la recepción, «Cada madre de buena sangre es santa para nosotros», una frase del *Reichsführer* que, precisamente, este repitió durante la bendición. La imagen: una mujer que sonríe como una virgen a su hijo. Al cerrar el cuaderno, la Schwester Helga mira el estanque que refleja el final del día, después, la luz en la piel de sus brazos y de sus manos.

Son las 19.15, risas, pequeños gritos, las mujeres regresan del paseo vespertino en grupos de dos o tres. Frau Geertrui camina sola detrás de ellas. Helga se levanta con el cuaderno en la mano, se alisa el delantal, sacude el polvo de la parte posterior de su vestido, varios guijarros ruedan por los escalones de piedra. Entra de nuevo en el edificio. Cuando casi ha llegado a la planta superior, siente el contacto de una mano. Es Frau Geertrui, jadeando. Dice que su hijo sigue sin querer comer o que apenas lo hace. Anoche volvió a tenerlo casi una hora pegado a su pecho, pero nada, el pequeño no se movió a pesar de que no dormía, de que abría los ojos. La interna hace un esfuerzo por calmarse, contiene las lágrimas. Helga le promete que a la mañana siguiente pedirá personalmente al doctor que examine a su hijo. En respuesta, la joven madre casi balbucea *danke danke danke,* y hace amago de agarrarle una mano, pero Helga recula de forma instintiva y le da las buenas noches.

Antes de acostarse, añade una posdata a su diario: «El pequeño Jürgen sigue sin querer alimentarse. Ese niño me inquieta. En la sala de lactancia, la *Oberschwester* ha dicho delante de Frau Geertrui que no es normal».

Renée

El tiempo que pasó con Artur se cuenta en horas y días, el de la huida en semanas, y Renée no parece haber llegado al final. Jamás salió de verdad del tren casi vacío que circulaba en dirección a Lisieux, rumbo a París. El viaje no llegó a su verdadero destino —Artur— y aquello de lo que ella huía sigue persiguiéndola. Desde entonces, Renée tiene en la boca ese regusto acre y metálico, y, lejos de atribuirlo al niño que va a nacer, se dice que es el sabor de la humillación, que se intensifica a medida que la hora de la comida se va alejando, que se mezcla con los alimentos e incluso con el agua que toma, que a veces la despierta por la mañana o en plena noche. En el vagón estaba sola, con el corazón acelerado. No llevaba nada, ninguna maleta, solo un bolso de mano. Había cosido en el forro la fotografía de Artur, las dos cartas y un poco de dinero. No pensar más en él. Artur Feuerbach. Hace un esfuerzo por volver a su habitual obsesión para no pensar en la captura.

Tras recorrer apenas unos kilómetros, el tren se detiene en medio de la vía. Renée ve aparecer por todas partes a *Fifis** procedentes del monte bajo y a muchos civiles, hombres en su mayoría, y varias mujeres. Suben al tren y a ella y a otra chica un poco mayor, de unos veinticinco años, las obligan a bajar. Las

* Miembros de la resistencia francesa, de las Fuerzas Francesas del Interior. *(N. de la T.)*

llevan a una escuela. Al llegar allí, uno de los *Fifis,* de pelo liso, ojos oscuros y mirada firme, intenta protegerla: «Es una niña». Alguien responde: «Ya no hay niños», y, a continuación, le arranca el bolso a Renée, lo abre, lo vuelve y lo sacude. Caen un peine, un monedero y una polvera. Entonces, el hombre saca una navaja y corta el forro. Saca la fotografía de Artur Feuerbach. La rompe en dos pedazos y se la tira a la cara. Acto seguido agarra el sobre, despliega la primera carta, escrita en alemán, la arruga; abre la segunda y frunce los labios con afectación para leer en voz alta las palabras de amor imitando el acento alemán: «YE FOUS AIME», te amo, escupe, «ICH LIEBE DICH», dice con fuerte acento francés. La desgarra y se la arroja a la cara. Renée la recoge, arrodillada, y él le escupe en los dedos. Ella se limpia el dorso de la mano en el suelo. Se yergue, su bonita cara rezuma crispación y su melena pelirroja parece más voluminosa que nunca.

La encierran con la otra mujer en un aula. Dos colchones en el suelo y un cubo. Pasan así siete días, luego las hacen salir; para «juzgarlas», dice uno de ellos. No hay juicio. Delante del ayuntamiento de Esquay-Notre-Dame, medio en ruinas, se amontona una multitud de varios cientos de personas delirantes de alegría. La escoltan hasta el atrio entre abucheos y aplausos. La obligan a inclinar la cabeza. Un hombre le sujeta un brazo, otro le pasa una maquinilla por el pelo. Cada vez que cae un mechón, la muchedumbre aplaude; los hombres y las mujeres la insultan vociferando. Los mechones son espectaculares, llamas que lamen el suelo y se unen al polvo y al irregular empedrado de la calle. Cuando Renée vuelve a levantar la cabeza, se estrella contra su cara un tomate podrido, que le resbala por una de sus mejillas. Gritos de alborozo, arrecian los aplausos. Cerca de ella, entre la multitud apretada, Renée reconoce al portero del hotel que siempre se mostró amable con ella y que ahora vocea tan fuerte como los demás. Ella no grita ni llora. Le ha dejado de latir el corazón. Renée parece ahora un muchacho agraciado, pero extraviado, un animal pálido y calvo, una muñeca de circo sin peluca; recuerda a un sinfín de cosas, jamás volverá a ser ella misma.

La hacen montar en una carreta con la otra chica, rapada también. El carro, tirado por un caballo viejo, se abre paso entre el gentío para que todos puedan disfrutar del momento. Un hombre que está al lado de Renée le acaricia el cráneo como si fuera la cabeza de un cachorro a la vez que esboza una amplia sonrisa triunfal. Otro tira desde abajo de su vestido para arrancárselo, y se desgarra una costura. Renée se revuelve como un gato salvaje, se recoloca el bajo del vestido, los silbidos resuenan por todas partes. Histéricas de odio, las mujeres gritan insultos y palabras lascivas. La carreta se parece a aquellas en las que antaño exhibían a los condenados a muerte.

La situación se prolonga varias horas. Cuando termina, la muchedumbre apenas se ha dispersado, pero muchos están borrachos. Hacen bajar a Renée en las inmediaciones del ayuntamiento. Los últimos insultos, pero ya desinflados. Incluso los hombres que las rodeaban cuando estaban en el carro parecen cansados y miran ya hacia otro lado, hacia otras fiestas, abandonan a las dos mujeres, que se han vuelto invisibles. Solo se queda el *Fifi* de ojos negros que intentó proteger a Renée. Les da, a ella y a su compañera, un poco de dinero y media camisa rota para que la usen a modo de pañuelo. En su mirada hay cierta tristeza. Se aleja.

En el tren del día siguiente, ni una sola mirada al paisaje que desfila ante ella. Renée solo tiene ojos para sus manos, sus uñas sucias. Está sola en su compartimento.

Valiéndose de una horquilla que ha encontrado en su bolso, Renée se arranca la piel del interior de los brazos, traza unas rayas sangrantes con el gesto repetitivo y mecánico de quien corta una estaca, graba en la madera dura, afila una hoja. La sangre va apareciendo poco a poco, en puntos primero irregulares, luego en línea, se junta formando gotas y resbala. Se estrella contra el suelo encerado. Renée no siente nada.

Sus padres la han abandonado. Francia le ha escupido en la cara y ahora quiere matar a Artur Feuerbach.

Así pues, se convertirá en alemana.

Lisieux, París, Chantilly. Tras dejar atrás el pueblo de Lamorlaye, Renée recorre a pie los últimos kilómetros por un camino de tierra, entre bosques de grandes hayas. Cuando se aproxima al edificio, se precipitan hacia ella dos perros grandes, pastores alemanes. Le ladran y ella se detiene aterrorizada. Siente afluir a la superficie el interior de sus venas pulsantes, siente que enrojece hasta sangrar, casi vibra. Dos SS llegan a toda prisa. Bajo los cascos, con las caras jóvenes y afeitadas, se parecen entre sí. Renée piensa en Artur. Les tiende la carta arrugada, destinada al médico de Lamorlaye. Los soldados la guían sin decir una palabra, ella los sigue. Detrás del porche de la entrada, unos edificios pequeños, olor a establo. Un estanque en forma de cruz rodeado de un césped cuadrado. La mansión de Bois-Larris, cuya visión le hace frenar el paso de lo gigantesca que le parece. Piedra blanca y ladrillo rojo, entramados azules en la fachada y ventanas reticuladas. Es el estilo de ciertas casas ricas de su región. Encima de la gran puerta, una moldura que representa un ciervo al galope. Y, a su lado, en blanco sobre negro, la bandera de las SS.

Una enfermera le abre la puerta, agarra el sobre y la deja plantada en el vestíbulo. Regresa después con un hombre de unos treinta años, vestido de paisano, pero calzado con las botas de las SS. Cara cuadrada, nariz recta y puntiaguda. En una mano lleva la carta desplegada.

—*Ich grüsse sie, Fräulein,* buenos días, señorita.

Marcado acento alemán, igual que el de Artur. Con un ademán, le pide que lo siga y le abre la puerta de una consulta médica. La sala es más alta que ancha. Parqué, librerías en las paredes y, en el centro, un escritorio de roble macizo. En un rincón, un biombo y una camilla. Luz. Un chorro de luz entra por tres grandes ventanas, se derrama por toda la madera, calienta sus fibras suaves y doradas. Una madera encerada, casi oleosa. Las partículas de polvo flotan en el sol. El médico le dice que se desvista señalándole el biombo. Renée se avergüenza de su vestido, que tiene el bajo descosido y que lleva puesto desde hace una semana, se avergüenza de la ropa interior grisácea. Se dice que apesta, en los últimos días ha percibido el olor que emana de ella. Su vestido se extiende en el mimbre del biombo, pestilencia a sudor, hedor mamífero.

Renée se asoma con la ropa interior de algodón dudoso, la piel tan lechosa que casi parece azul. Está flaca, un cuerpo menudo de adolescente. Trata de esconderse detrás de los brazos.

—Quítese todo, *bitte,* por favor.

Renée aprieta los dientes. Se desviste.

Desnuda y tapándose el pubis con la mano izquierda, se acerca dando pequeños pasos.

El doctor la observa mientras avanza. Renée alza los ojos con dureza y, a la luz intensa, su mirada es un incendio, una herida. El doctor se levanta y le aferra la barbilla, la impide recular. Examina sus iris inusuales, como si pudiera tratarse de una enfermedad. La boca de Renée tiembla. Todo su cuerpo tiembla. Él la suelta.

El médico le pide que se tumbe en la camilla. Le palpa unos instantes el bajo vientre, por encima de los genitales, por debajo del ombligo. Renée desvía la mirada mientras la mide desde el pubis hasta lo alto del útero. «*Fünf.* Cinco semanas», dice. Luego pregunta: «¿Cinco semanas?». Ella asiente con la cabeza. Cinco dentro de unos dos o tres días. El doctor sonríe. Frau

Renée tiene las manos sudadas y ese olor especial de las pelirrojas cuando transpiran. A continuación le pregunta por el interior de sus brazos, por los arañazos sospechosos. Frunce el ceño.

Le dice algo en alemán, en tono sugerente, con la evidente intención de sosegarla, pero ella no lo entiende. El médico se da por vencido. Evalúa el temblor de Renée, que persiste, la piel que se hunde; sopesa sus ojos de cervatillo degollado: «Está usted *nervös.* No debe estarlo, las *grosse Emotionen* son *ganz schlecht,* malas para el niño».

Frau Renée tiene el corazón a flor de piel, escarlata, latiente, el aflujo de sangre borra las pecas que salpican todo su cuerpo. Y un inicio de lágrimas anega el verde de sus ojos, con un alga de color naranja brillando al fondo. El doctor constata: «¿Qué le he dicho? *Alles gut,* bien, muy bien». Todo va a salir a pedir de boca.

El doctor llama a la enfermera. Le dicta unos números. Mide a Renée de pie, sentada, acuclillada. Le mide las caderas, la cintura, el pecho. Con un craneómetro, el perímetro de la cabeza, el diámetro biparietal, el espacio interocular, la frente. El espacio entre la nariz y los labios, el que separa los dos extremos de las mandíbulas. La nariz a lo largo y a lo ancho. Los labios. Le ausculta el cráneo, cada hueco, cada protuberancia. Pasa un dedo por el hueso de las órbitas, el iris es una llama trémula.

El médico retrocede un poco. Renée cierra enseguida los ojos. Se siente mejor con los párpados cerrados.

Él le dice que los abra. En una mano tiene una carta de colores donde aparecen iris pintados en todas las tonalidades, alineados en varias hileras que van del más claro al negro. Mide el color de los ojos de Renée. Número y letra.

Otra carta de colores con mechones, como en la peluquería. De los más rubios a los negros. Mide su cabello pelirrojo. Número y letra.

Por último, con una tercera carta de colores, el médico determina la tonalidad de su tez, blanco lechoso. Número y letra.

Le hace abrir la boca, le mira los dientes agarrándole la barbilla, como si fuera el hocico de una potranca. Número.

En lo alto del documento. Estatura de pie, ciento sesenta y siete centímetros. Estatura sentada, ochenta y dos centímetros. Peso, cuarenta y siete kilos.

Un recuadro, veintiún categorías para marcar del uno al cinco; uno es la mejor calificación. Estatura, Complexión, Porte, Longitud de las piernas, Forma craneal, Parte posterior del cráneo, Forma facial, Puente nasal, Altura nasal, Anchura nasal, Pómulos, Profundidad orbital, Forma de los párpados, Estructura del epicanto, Labios, Barbilla, Estructura capilar, Vello corporal, Color del pelo, Color de los ojos, Color de la piel. 2. Alta. 1. Fina. 1. Muy recto. 2. Larga. 1. Muy larga. 1. Prominente. 1. Ovalada estrecha. 1. Recto. 1. Muy alta. 1. Muy estrecha 1. No abultados. 2. Profunda. 1. Ahusada. 1. Ligero pliegue cutáneo. 1. Finos. 2. Pronunciada. 1. Lisa. 1. Escaso. 2. Rubio rojizo. En «Color de los ojos», su mano se detiene, parece titubear, azul 1a-2b, no; sin convicción, marca 2. Azul grisáceo. 1. Blanco rosado.

Acto seguido dicta a la enfermera algo en alemán que Renée no comprende: «Principalmente nórdica, ligera influencia dinárica, ciertos rasgos ósticos, discretos».

La habitación del piso de arriba adonde la lleva la *Schwester* es grande y huele a cerrado. Renée se sienta en la cama. Poco después, una criada le lleva una sopa y pan negro, que deja en el pequeño escritorio. Renée espera a que la puerta se cierre y luego devora la comida. Cuando la mujer vuelve a entrar, Renée tiene la boca llena y los dedos manchados; se avergüenza de que la vea así y se seca la boca con el reverso de la muñeca. La criada deja en el suelo un barreño lleno de agua con un pedazo de jabón, y un vestido a rayas en el respaldo de la silla.

Renée se lava y se pone el vestido: es demasiado grande, pero está limpio, huele a detergente. A continuación, lava la media camisa que le sirve de turbante, la ropa interior y el vestido que no se ha quitado en dos semanas. El trozo de jabón se diluye. El agua se tiñe de negro, el vestido sigue estando sucio. Renée lo retuerce y después lo pone a secar en la silla, con el barreño debajo. De cuando en cuando cae una gota de agua, ruido minúsculo de cristal. Ha anochecido.

En la pared, cerca de la puerta, hay un espejito. Renée no se acerca a él.

La joven permanece veintitrés días en el Heim Westwald de Lamorlaye. Ninguna carta de Artur. El 9 de agosto de 1944, gran revuelo, los aliados avanzan hacia París, amontonamiento de cunas, baúles y documentos en un camión. El 10 de agosto, a las cinco de la mañana, hay aparcados delante del porche dos camiones militares más. Acompañados de tres enfermeras, los siete niños que viven en el *Heim* parten rumbo a Alemania, además de Renée y de otra mujer francesa. Dos días de viaje por carreteras secundarias.

Heim Taunus, en las inmediaciones de Wiesbaden, una noche.

Heim Hochland.

Una carretera, una iglesia, un pueblo. El vehículo se detiene delante de un camino privado. Tras salir de la garita, un soldado les abre una verja adornada con runas. El camión entra: un edificio blanco de dos plantas, con nueve ventanas en cada una de ellas, unido a una segunda construcción mediante una especie de galería. Más bonito que un cuartel, pero demasiado grande para no tener cierto aire solemne. Y, como en todas las entradas de los *Heime,* la bandera de las SS. Ante la gran puerta de madera hay una enfermera. Sonríe y su sonrisa es cordial, láctea.

A medida que Renée se va adentrando en Alemania, se aleja de sí misma, va perdiendo poco a poco todo sentimiento de pertenencia y toda consistencia. Se ha distanciado de Artur, de quien solo sabe el nombre. En ocasiones se dice que no le queda nada. No le queda nada ni nadie, pero, al menos, ya nunca tiene hambre. ¿Acaso ha vendido su alma, su país y su honor para nutrirse?

Marek

En un primer momento, Marek no ve el pan encima de la piedra. Ya está dando buena cuenta de las mondaduras, tiene los dedos y las uñas sucios de tierra. Las manos llenas de arañazos, de heridas, marcadas por cicatrices y callos. Pinzas, garras, abismos. Ya se ha llevado el primer puñado a la boca cuando lo ve. El pan. Una rebanada de pan con mantequilla. Se precipita hacia ella, la devora mirando alrededor, como si lo persiguieran, nadie, nadie, por miedo a que le impidan comer. Traga temiendo no tener tiempo suficiente. Todo se funde en su lengua y hace desaparecer inmediatamente la acritud que albergaba en la boca. Pero el hambre no. Marek recoge a toda prisa las peladuras que ha tirado. Recoge y se mete los restos en los bolsillos, recupera sus herramientas y corre hacia los setos que está cortando ese mediodía.

Jadeante, con unas migas de pan aún pegadas al paladar, Marek agarra la cizalla y la horquilla, que ha escondido entre las plantas. Se pone de nuevo a podar. Percibe aún el sabor de la miga y la mantequilla, una capa espesa que se deshace, untuosa. Con una palma, se quita la grasa que aún tiene en las mejillas y acto seguido se lame los dedos. Pan como el que comía *antes*. El de los prisioneros es negro, hecho con harina de castaña y mezclado con cosas indefinibles: en él aparecen partículas de madera, serrín, briznas de paja, y en ocasiones está lleno de moho. Trescientos gramos cada noche con una especie de melaza. El sabor del pan untado con mantequilla se prolonga en un aflujo de saliva que estimula su recuerdo. Unos granos de arena le rechinan entre los dientes.

No piensa ni una sola vez en la manera en que ese pan puede haber llegado ahí. Le da igual.

Su respiración aún no se ha normalizado cuando la voz del *Unterscharführer* hace que se vuelva. Sauter grita desde lo alto y termina con una especie de ladrido. Marek se queda petrificado: encolerizado, Sauter vocifera y se precipita hacia él. Lo flanquean dos soldados. Marek baja la cizalla con los ojos clavados en el suelo. De manera que ella ha hablado. Contiene la respiración; el corazón, acelerado por la reciente carrera, lo llena por completo. El SS brama en su lengua bárbara, que Marek ni siquiera trata de comprender. Después lo golpea en el pecho con el extremo de su porra, lo obliga a dar un paso atrás, «*Wo warst du?*», ¿dónde estabas? Marek alza la mirada. Farfulla, farfulla que debía, que necesitaba ir al servicio. Su párpado izquierdo pestañea descontrolado, debe de notarse que está mintiendo, todo el ojo le tiembla como el ala de un insecto. «*Zwanzig!*», que significa veinte golpes. Marek suspira, casi se echa a llorar aliviado.

Golpes de porra, el castigo habitual.

Eso significa que no lo enviarán a Dachau.

Y que ella no ha hablado.

Helga

Una habitación que no se utiliza jamás porque los grifos están rotos. Las cortinas echadas y ese olor, Helga las descorre y abre también la ventana. El aire de la noche entra, suave y rosado, algo meloso. Frau Geertrui está medio acostada en la cama con su bebé, que nunca llora, una cosita blanda que la mujer pega a su pecho como si fuera una muñeca de trapo. No ha alzado los ojos cuando la enfermera ha llegado ni cuando ha abierto la ventana. Abraza la cabeza de su pequeño como si estuviera muerto.

«Tercer principio de los cuidados: aire y sol. Desde ese punto de vista, los bebés se parecen a los retoños de las plantas, Frau Geertrui. Hay que airearlos mucho, salir con ellos en cuanto sea posible, exponerlos a la luz. Es tan importante como alimentarlos.» Helga se lo explica en tono alegre. Criar a los niños al aire libre es lo que preconiza la doctora Johanna Haarer en su obra dedicada a la madre alemana. Helga se aferra con frecuencia a ese libro, ya sea en caso de duda o, como ahora, cuando se siente incómoda. Frau Geertrui no la escucha: la doctora Haarer, el sol, el aire, nada de todo eso le interesa, para ella solo existe su hijo, que está demasiado tranquilo, que jamás tiene hambre. No ha reaccionado al saber que va a tener que cambiar de habitación para pasar la última noche en el *Heim*.

Helga se sienta en el borde de la cama.

—Qué guapo, es un niño precioso, tiene carita de ángel.

La mujer la mira por fin con sus pobres ojos hinchados,

donde destaca el gris claro del iris en medio de todo ese rojo tan doloroso de ver. Estrecha al niño un poco más.

—Ha bebido, ha mamado.

Pero, tras haber leído el informe del médico, Helga sabe que el pequeño está demasiado débil para alimentarse de verdad. Que el problema es neurológico, sin duda congénito. Para las madres, eso es incluso peor que el cordón umbilical enrollado en el feto o que un recién nacido muerto, porque en ese caso se sospecha que no están cuerdas. Jürgen no puede quedarse en el *Heim*. Mañana será *umgesiedelt,* reinstalado en Brandenburg-Görden, en el hospital psiquiátrico para niños.

Helga le tiende a Frau Geertrui un biberón de leche en polvo que ha cogido a hurtadillas en la cocina. En el *Heim* solo hay leche artificial para los niños cuyas madres están demasiado enfermas para nutrirlos, se han marchado o están muertas. Las demás dan de mamar, en la guardería todos saben que es lo mejor. Frau Geertrui agarra el biberón sollozando, como si ella también se estuviera muriendo de hambre, y mete la tetina entre los labios de su hijo, que inicia un débil movimiento de succión.

—Mire, *Schwester,* el niño bebe. Bebe. Tiene sed. —Llena de esperanza. Un nuevo movimiento de los labios. El pequeño se adormece ya.

—Hay que estimularlo —dice Helga—. Dele masajes en los piececitos para que se mantenga despierto.

Jürgen tarda casi veinte minutos en beberse veinte centilitros, como si no tuviera fuerzas. Demasiado frágil y demasiado sabio a la vez para ser un recién nacido. Cuando termina el primer cuarto del biberón, se sume en un sueño profundo, las caricias y los rezos no sirven de nada.

—Va bien. Puede verlo, *Schwester,* ahora va bien. Es como dice usted, solo estaba algo cansado después del parto. —Una mueca de dolor.

La madre tiene a Jürgen dormido en un brazo, la otra mano

apoyada en el pecho. Helga comprende. Le pide que ponga a Jürgen a su lado y se acueste.

Frau Geertrui tiene los senos ardiendo y tan duros como piedras; cuando el niño no mama bien, es inevitable. Trata de vaciárselos bajo la ducha, pero no es suficiente. Empalma las mastitis y los episodios de fiebre. La enfermera empieza a masajearle suavemente el pecho izquierdo. Frau Geertrui no grita, apenas parpadea un poco. Helga piensa que al doctor le gustaría ver que la mujer no chilla; si, al menos, la salud de Jürgen pudiera equipararse a su belleza. La leche sale a chorros, inservible. Frau Geertrui inclina la cara hacia su hijo. El masaje dura mucho, hasta que la carne congestionada del pecho se ablanda un poco; después, Helga va a buscar paños limpios, una palangana con agua caliente y un guante de aseo. Lava. Pone en cada seno un paño plegado, que antes ha empapado en agua caliente y luego ha escurrido. Frau Geertrui tiene los ojos cerrados, pero no duerme.

Helga le dice con delicadeza que, al día siguiente, a Jürgen empezarán a atenderlo en un hospital especializado. Estará en manos de un médico muy prestigioso, el profesor Hans Heinze. Ella tendrá que ser valiente: «Jürgen se curará enseguida». Confía en que sea así, ¿acaso es mentir cuando se desea de todo corazón decir la verdad? «Estará con otros bebés, Frau Geertrui. Hay que pensar también en ellos. Y en usted. Se lo ruego.» Helga casi le suplica y eso está fuera de lugar, aprieta los labios.

Murmurando, Frau Geertrui le pregunta entonces, sin abrir los ojos: «¿Va a morirse?». La Schwester Helga protesta, *absolut nicht.* La interna le pregunta: «¿Cree usted que podré bautizarlo?». Helga guarda silencio un instante, niega con la cabeza y después le contesta: «No, no es posible». Las mujeres no están siquiera autorizadas a ir a la iglesia del pueblo. Desde algunas habitaciones del *Heim* se puede ver la iglesia de Saint-Gallus, un bonito y pequeño edificio de color blanco, situado a apenas unos cientos de metros. Helga fue en una ocasión, cuando acababa de llegar a Steinhöring. En el templo todo era blanco y dorado, la luz inundaba el baptisterio de piedra natural, aún no sabía que estaba prohibido entrar.

—Quizás el bautismo lo proteja —dice Frau Geertrui. Su voz es un soplo, muy fina. Sigue teniendo los ojos cerrados, pero los párpados le tiemblan, llorosos.

Helga trata de atinar con las palabras para tranquilizarla:

—Le devolverán a Jürgen muy pronto. Sano. Mañana deberá dejar que se marche sin perder la calma. Es importante.

Si Frau Geertrui se comporta mal mañana, se verá muy perjudicada, porque su conducta se reflejará en el informe. Es absolutamente necesario que acepte lo que le sucede. Que pase desapercibida y que la olviden.

Al ver que Frau Geertrui no la escucha, se le ocurre algo de repente:

—Para Jürgen es importante sentir que su madre no tiene miedo, que es valiente y confiada, los bebés se percatan de esas coas.

La mujer la mira por fin, con sus pobres ojos rojos y grises, y Helga sabe que la ha oído, que ha dado con las palabras adecuadas. También ella tiene ganas de llorar. Siente un gran alivio al salir de la habitación. Se encamina hacia la sala común, donde se ocupa de animar la actividad vespertina, obligatoria para todas las internas.

DIARIO DE LA SCHWESTER HELGA

Hoja intercalada

Heim Steinhöring

***Mutterschulung* del mes de septiembre de 1944**

Día	*Categoría*	*Tema*	*Participante*
1.	Comunidad	Cuestiones educativas: del lactante al niño de corta edad	Schwester Margot
2.	Comunidad	Danzas folclóricas seguidas de cantos populares alemanes	
3.	Comunidad, incluidos los empleados	Bendición del Nombre	
6.	*Gemeinschafts-empfang*, radio	Discurso del Führer en Saarbrücken	
8.	Comunidad	Los enemigos del nacionalsocialismo, 2.ª parte. El judaísmo	Dr. Ebner
9.	Comunidad	*Mein Kampf:* lectura en voz alta	Frau Benedikte
12.	Comunidad	Recorrido por la historia de Alemania	Schwester Margot
18.	Comunidad	Cuidados del lactante: higiene, 1.ª parte. El cambio. Seguido de protección contra las incursiones aéreas: ejercicio	Schwester Helga
20.	Comunidad	Cantos populares alemanes	
24.	*Gemeinschafts-empfang*, radio	Discurso del Reichsminister Dr. Goebbels en Hamburgo: la Ley superior	
27.	Comunidad	El catolicismo político, 3.ª parte. La orden jesuita	Dr. Ebner
29.	Comunidad	Fiestas de la comunidad SS: a) Bendición del Nombre, boda, consagración de la juventud b) Días de fiesta, etc.	Dr. Ebner

Renée

«Primer principio de los cuidados: *Reinlichkeit!* La pureza y la higiene ante todo.» En el extremo de la mesa, un niño vestido con una simple camiseta de tirantes balbucea tumbado de espaldas. Al lado de él, los pañales doblados y apilados, de un blanco casi azulado. «Como ya saben, los pueblos civilizados de raza blanca utilizan pañales.» La Schwester Helga, una joven rubia y guapa, un poco severa, con el pelo estirado hacia atrás, señala el montón con una mano. Renée se alegra de que sea ella la encargada de animar la velada, es la única enfermera que la saluda y le sonríe siempre, incluso intenta hablar con ella. Deseosa de expresarle su agradecimiento, Renée fue ayer a ofrecerle su ayuda para limpiar o para cocinar; tiene experiencia, ya que trabajó en un hotel durante varios años. Conmovida, la Schwester Helga negó con la cabeza: aquí puede reposar como las demás futuras madres, las pequeñas faenas matutinas que realiza son suficientes.

La enfermera empieza a explicar a unas treinta mujeres embarazadas las diferentes etapas de la técnica alemana para fajar, que es además la más corriente. Expone las diferencias respecto a la angloamericana. La alemana tiene la ventaja de mantener al niño caliente, sobre todo si está previsto que nazca durante la estación fría. La Schwester Helga sonríe, «como en su caso, señoras». En cambio, durante la estación cálida, dicha ventaja se transforma en un inconveniente, porque mantener caliente al bebé puede causar una elevación nociva de la temperatura corporal.

Renée se concentra, no acaba de comprender lo que dice, a pesar de que los gestos de la enfermera le permiten entender sus palabras. La *Schwester* habla deprisa mientras dispone una protección de caucho, luego el cuadrado grande de algodón forrado con muletón y, por último, doblada en triángulo, la tela absorbente. «Miren, el borde superior del muletón debe sobrepasar cinco centímetros el borde de la tela absorbente interior, los dos bien en paralelo. Las esquinas de los triángulos tienen que estar equidistantes y la punta a unos diez centímetros.» La enfermera calla para hacer una pausa en su explicación, pero su sonrisa se tuerce de golpe. Como si sintiera un dolor repentino, se apoya en la mesa y deja caer el paño de tela absorbente. Le tiembla el labio inferior.

Renée se precipita hacia ella para ayudarla a erguirse.

—*Was ist los, Schwester Helga?* —le dice amablemente en alemán.

«¿Qué sucede?», le habían preguntado cuando se hirió el dedo hace unas semanas y ella retuvo la frase.

—*Entschuldigung.* —Helga pide perdón a las mujeres con voz ahogada—. Todo va bien. —Y enseguida vuelve a poner el paño cuidadosamente en la posición inicial: triángulo, cinco centímetros arriba, diez abajo, las puntas equidistantes. Le cuesta sonreír.

El alemán de Renée ha mejorado. La joven empieza a comprender y a nombrar los objetos que la rodean. Después de las palabras de amor, aprende el idioma gracias al nombre de los alimentos. La comida: Renée no acaba de creérselo. Desde hace tres semanas come cosas que no había visto en años. Y, para desayunar, café de verdad, nada de achicoria, nada del infame zumo negro que de café solo tiene el color, pero no la opacidad. Por la mañana, Renée aspira por encima de su cuenco el calor, el aroma. Permanece así un rato con los ojos cerrados, siente cómo se le humedecen las pestañas, tiene agua en la boca y unas náuseas incomprensibles, quizás debido al olor del azúcar o al gusto metálico que se ha traído de Francia. Añade una nube de leche cremosa, mira cómo se expande y luego la disipa con la cuchara antes de llevarse el cuenco a los labios. La cuchara, al igual que el resto de los cubiertos, es de plata; la vajilla es digna de un castillo, mucho más bonita que la del hotel de la Cloche.

Renée aprende las nuevas palabras gracias, sobre todo, a los menús, que cada semana se pegan en la puerta de la sala común. En un primer momento los lee como una poesía brutal que casi no entiende, *«Suppe, Tee, Brot, Kakao* o *Kompott»* y las «s» se convierten en «z» y las «u» en un sonido más abierto. Además, todos los días compara las palabras y los platos, qué carne, qué verduras, qué dulces. El lunes a mediodía, *Montag Mittag, Gurkensalat,* ensalada de pepino, *Königsberger Klopse,* albóndigas de carne con salsa de Königsberg, *Pellkartoffeln,* patatas asadas con la piel; y cada día nuevas cosas, una variedad increíble, pescado, carne. En el hotel solo los más ricos podían permitirse la carne y no a diario. Ella solo comía los restos, nervios y huesos, en alguna ocasión, los domingos.

Renée también intenta leer. Para aprender más palabras se ha sumergido en un libro sobre educación infantil: *Die deutsche Mutter und ihr erstes Kind,* la madre alemana y su primer hijo, escrito por Frau Dr. Johanna Haarer, del que hay varios ejemplares a disposición de las internas. Todos los días consulta la obra, en cuya cubierta aparece una mujer rubia sonriendo con un hermoso niño de unos dos años en brazos. La tipografía gótica de las letras le parece elegante. Compara las ilustraciones y las leyendas, descubre los distintos modelos de braguitas de ganchillo inglés para recién nacido, los pequeños abrigos de lana y las capuchas para tejer una misma. Cómo vestir durante el embarazo, el parto, la lactancia, los horarios y las cantidades, los cuidados del recién nacido, las fases, los horarios, el material, nada queda al azar, pero de todo eso Renée solo capta algunos términos, que anota meticulosamente en un cuaderno con la traducción al lado. Si quiere aprender alemán es, sobre todo, para sorprender a Artur. Sigue enviándole una carta cada dos o tres días. Redacta las misivas en varias veces, indicando la fecha y la hora como si fuera una especie de diario íntimo. Las escribe en francés, pero añade —a veces en escritura fonética— las palabras alemanas que ha aprendido. No sabe si Artur recibe el correo. Sea como sea, jamás le ha respondido. No obstante, en cuanto tiene un momento libre, agarra de nuevo la pluma, así se siente menos sola. Renée le escribe igual que otros rezan.

¿Es posible que los hombres sean los únicos que saben francés en Alemania? Artur y el doctor Ebner conocen unas cuantas palabras, pero, de las mujeres del *Heim,* solo hay dos que hablan un poco y acceden a acercarse a ella bajo la mirada reprobatoria de las demás, quienes, quizás, fingen que desconocen su lengua. Las que hablan con Renée son Frau Inge, una institutriz, y Frau Ulrike, una secretaria. Ninguna de las dos lleva alianza. Frau Inge, que debe de tener unos cuarenta años y parece conmovida de forma crónica, se ha encariñado con ella, la encuentra extremadamente joven y encantadora. Renée le recuerda a las muchachas de la alta sociedad a las que daba clase. Un día, Inge la ayuda incluso a escribir una carta «sin faltas» y aplaude al comprobar sus progresos, «¡Un diez, enhorabuena! ¡Artur se sentirá orgulloso!», y le da un beso en la mejilla. Por su parte, Frau Ulrike, veintipico años, parece querer mejorar sus conocimientos de francés; aunque, a decir verdad, sea cual sea el idioma, le gusta trabar amistad y *quatschen,* charlar, sin importarle la condición matrimonial de unas y otras y olvidando incluso la suya en ocasiones. Es divertida y todas la quieren.

Las enfermeras la adoran. Hasta las esposas de los SS se entretienen hablando con ella.

La Schwester Helga pide a una de las internas que se acerque a envolver al bebé. Renée ve avanzar a Frau Gerda, su compañera de habitación, quien, desde que llegó, responde de mala gana a sus *Guten Morgen.* Cuando deshizo su maleta, puso en la mesilla de noche un marco con una fotografía de boda: ella luciendo un vestido blanco; él, de uniforme. Renée guarda la foto de Artur en un cajón. A pesar de que al final consiguió pegar los dos pedazos, está tan arrugada que no la puede enseñar. Todas las noches, a la hora de cenar, Frau Gerda recibe una carta. Además, escribe un diario. Es tímida. Le gusta conversar y reír con un grupo de internas, siempre las mismas, siempre juntas en las actividades vespertinas. Pasea a menudo alrededor del estanque, a veces con sus amigas, a veces sola. No le gustan las francesas ni las madres solteras, puede que ninguna de las dos cosas.

Frau Gerda trata de colocar lo mejor posible las capas de tela encima de la mesa. Comenta alegremente lo que se dispone a hacer con una vocecita aguda, nasal debido a la emoción, mientras la Schwester Helga la corrige en algunas cosas al mismo tiempo que la anima. Renée agarra una silla en un rincón, se sienta: cuánto duran las actividades vespertinas, sobre todo los discursos de la radio y las clases. Nada más tomar asiento, se yergue. Una sirena. El alarido de una sirena. Casi familiar, un retorno al pasado, un retorno espacial. Al mes de junio, a principios de julio, cuando la cercana Caen fue bombardeada una y otra vez. La Schwester Helga toma la palabra, grita por encima de la sirena y todas la escuchan. Disciplinadas, silenciosas, como si la situación fuera normal.

Renée mira alrededor. La ventana de la sala común. El cielo, el cielo, el cielo de color azul noche. ¿Cómo, la guerra aquí? La guerra también está aquí. Apoya una mano en el corazón, como si este fuera a alzar el vuelo, y otra en la barriga, retortijón. «*Schneller*», más deprisa, grita la *Oberschwester* después de que las otras mujeres hayan salido de la sala, donde Renée se ha quedado rezagada. Al final las sigue.

No tenía la menor idea de que en el *Heim* hubiera un sótano, muy amplio, dividido en varias salas grandes y lleno de conservas en tarros de cristal, sacos y muebles. Todas están de pie, cerca de la *Oberschwester,* que ha reunido a las madres, en tanto que las *Schwestern* llevan cada una a dos niños. A Renée, encogida junto a una pared, acuclillada, le castañetean los dientes. Inge se aproxima a ella sorprendida.

—¿Qué ocurre? —le pregunta en francés.

—Tengo miedo.

Inge sonríe.

—No te preocupes, es un simulacro. Recuérdalo, el *Luftschutz-Kursus,* la preparación para las incursiones aéreas.

—*Schweigen!,* silencio —grita la *Oberschwester.*

Las sirenas enmudecen, pero a Renée le siguen castañeteando los dientes. La guerra llegará. Está segura. Percibe, incluso físicamente, que la guerra avanza hacia ellos. Respiración entrecortada, como si estuviera corriendo. En su cabeza, Renée corre tan deprisa que no volverá a dormir ni a acostarse, nunca volverá a sentirse en casa en ninguna parte. Lo experimenta en el picor que siente en la punta de los dedos, en los huesos.

Llega la guerra.

Marek

Boca abajo. *Eins Zwei Drei Vier,* Marek cuenta mentalmente. Hasta veinte, en ocasiones incluso más; después vuelve a empezar con *Eins.*

Boca abajo, con los brazos doblados bajo la cara y el pecho. Desnudo hasta la cintura y en las piernas una manta de lana doblada en dos. Insensible a la paja del jergón, a las briznas, a las astillas, a la tela de yute que lo cubre y que suele torturarlo; ahora todo eso son meros detalles sin importancia, nada lo bastante incómodo para obligarlo a moverse. Solo siente la espalda en carne viva; la carne le atraviesa la piel, está por todas partes, abriéndose paso, desbordando por su piel desgarrada, y el contacto con el aire lo atormenta.

De vez en cuando le resbala una gota por las costillas, sabe que es sangre, linfa aún no, es demasiado pronto. Mueve una mano anquilosada y ese leve movimiento le causa un dolor inmenso, reabre una de las laceraciones.

Con los ojos entrecerrados en la oscuridad, se repite en una especie de delirio que no es nada, la piel de la espalda se recupera bien, muy bien, es lo que mejor sana, el dolor es superficial, pasará, pasará, pasará. Soportable, sí, ahora es casi leve, poco menos que un recuerdo, ya casi lo ha olvidado. Dolor casi eléctrico que reducía todo su cuerpo a la espalda, al dolor agudo, desgarrador, a la sacudida. Entre dos azotes se convertía en una crispación, una rigidez que le permitía aguantar mejor, después un estremecimiento. Pero ese recuerdo ya es irreal. En ese momento es un dolor más sencillo y soportable, el de las llagas en carne viva donde late su sangre. *Eins Zwei,* su sangre late y él también sigue el compás de los latidos. Nadie muere por veinte golpes. Ha conocido cosas peores y, aunque de eso no hace mucho, todo le parece muy remoto. Sea como sea, Marek nunca rememora lo peor que le ha pasado con anterioridad. Tampoco lo mejor. Casi nunca a su familia. Piensa en comer y, ahora, en su espalda.

Ya no recuerda de verdad el dolor de los golpes, solo lo obsesiona el recuento, un automatismo, una suerte de cantinela de la que no logra librarse. *Vier Fünf Sechs Sieben.* Igual que las ovejas que se enumeran para conciliar el sueño. Pero esa noche Marek no va a dormir, no mucho, se lo impedirán la espalda abierta y la imposibilidad de moverse sin sentir una punzada cada vez más fuerte. Pasará, sí, pasará. Solo hay que procurar que no se infecte, que el tejido sucio no entre en las llagas y en la piel, en su sangre, que la trama no se mezcle con la de su carne, que intenta recomponerse. Evitar que su piel atraviese las fibras y se cierre sobre el tejido sin limpiar, un nido de gérmenes, vestigios orgánicos, sudor, toxinas, bacterias, diferentes inmundicias, envenenando su sangre empobrecida. Al aire, como ahora, se curará muy bien. El oxígeno sana. Y Pierre, un miembro de la resistencia francesa, del campo de concentración de Dachau como él, le ha lavado las llagas con agua. El agua de aquí es buena, es la de la bomba, está limpia y hay suficiente. Pierre ha arrancado unas tiras de tela de una camisa vieja para vendarlo mañana por la mañana. Por desgracia, no estará seco. Las tiras entrarán en su cuerpo. Es necesario que las heridas se sequen esta noche. *Eins Zwei Drei Vier.*

Marek cuenta una y otra vez y piensa en el pan, en la rebanada untada de mantequilla, la boca se le llena de saliva. El flujo repentino de humedad no logra penetrar en la masa fangosa que tiene en la boca, una arcilla seca que ningún líquido logra atravesar. Cuando dormita, un hilo de baba le resbala de los labios hasta alcanzar el hueco del codo y se hunde en el serrín poroso del colchón.

Segunda parte
La casa encantada

Helga

—Mire qué coche tan bonito para Jürgen, tiene hasta chófer —dice Helga a Frau Geertrui—. En el hospital van a cuidarlo bien.

Parece preocupada; es evidente que desea de todo corazón que asistan al pequeño Jürgen, pero la tensión se percibe en sus facciones. Con semblante impenetrable, Frau Geertrui abraza a su bebé dormido. A sus pies hay una bolsa con la canastilla. Helga le susurra: «Siente todo lo que usted siente». Frau Geertrui no llora, solo emite un sollozo, que se apresura a reprimir. Una *Braune,* una enfermera «marrón», sale de la parte posterior del vehículo, agarra la bolsa y a Jürgen sin mirar a este ni a su madre, tan solo hace un leve gesto con la cabeza a su compañera, y vuelve a sentarse detrás con el niño en brazos. Si pudiera, Helga estrecharía entre sus brazos a Frau Geertrui, pero no puede, jamás ha podido. Aun así, le aprieta una mano fugazmente. Luego la suelta. Hay varias internas asomadas a las ventanas, mirando. El doctor Ebner no ha salido, está, como siempre, en la sala de partos. Cuando el coche arranca, Frau Geertrui solloza de nuevo. Helga se apresura a decirle que debe conservar la calma para que su hijo no sienta su angustia; murmura que un cordón umbilical fantasma los mantiene unidos durante días y meses, incluso cuando ya no están juntos. La mujer hace un esfuerzo por respirar hondo. No grita, no hace muecas, no dice nada, pero las lágrimas resbalan por su cara de forma inevitable, sin un ruido ni una palabra, irreprimibles, igual que un jarrón resquebrajado deja escapar el contenido.

De Frau Geertrui solo quedan sus ojos mermados, huidizos y llorosos, y consolarla con palabras es como tratar de atrapar el agua del mar con los dedos, todo se va, no queda nada. Apenas se tiene en pie, de manera que, cuando vuelven a su habitación, Helga la sienta y la ayuda a hacer la maleta. Es Helga la que ordena todas las cosas de Frau Geertrui, la que dobla un vestidito de bebé olvidado al fondo del armario que Helga recuerda haberle visto tejer por las tardes, serena, feliz, joven. Ahora Frau Geertrui permanece sentada en el borde de la cama con aire extraviado, reducida a agua y sal. Repite que prefiere morir a regresar sola. Helga le pone un dedo sobre la boca. «No diga eso jamás, Frau Geertrui. Que nadie la oiga decir nunca esas cosas.» E insiste: «Tiene que pensar en Jürgen, en los otros hijos que tendrá y, sobre todo, ha de pensar en usted». Sin duda teme lo que le pueda suceder a esa mujer cuando se quede sola, pero, por otra parte, no ve la hora de que se vaya del *Heim,* porque lo que más miedo le da es que monte una escena. Eso le causaría aún más problemas y ya está sufriendo mucho. Demasiado. «Que nadie la vea.» Helga piensa entonces que nadie debe oírla decir eso tampoco, que esas palabras no deben salir de esa habitación ni de su boca nunca más.

DIARIO DE LA SCHWESTER HELGA

Heim Hochland, 19 de septiembre de 1944

El coche negro de la Oficina L. llegó a eso de las 9 h. Acompañé a Frau Geertrui y a su bebé hasta la escalinata. Una *Braune* se llevó al niño. Era ~~un suplicio~~ necesario, no me cabe la menor duda.

Cuando el coche se fue, la ayudé a recoger sus cosas y se marchó del *Heim*. Vi cómo atravesaba el jardín cargada con la maleta, con la cabeza inclinada, hacia la estación de Steinhöring. Cojeaba un poco debido al parto reciente.

No le dije que el padre de Jürgen, un *Obersturmführer,* ha comunicado ya al médico que no va a reconocer al niño y que, además, ya no está seguro de que sea suyo y que bajo ningún concepto desea volver a ver a la madre. ¡Y pensar que hace apenas unas semanas quería casarse con ella! ~~¡Menudo cobarde!~~ Ha comprendido que debe hacer todo lo posible para que se olvide el asunto y no se lo relacione con ella. El nacimiento de ese niño equivale a una mancha y, sin duda, podría frenar su carrera. Todo esto es ~~de una tristeza~~ inevitable. Una joven a la que casi no conozco y a la que no volveré a ver. Ojalá que siga teniendo una madre que la abrace. No me atreví a preguntárselo.

Heim Hochland, 20 de septiembre de 1944

Cuestionario que el *Reichsführer* ha remitido a todos los hogares.

—¿Cómo se cocina en los *Lebensborn?*

—¿Se preocupan por conservar las vitaminas?

—¿Se pelan las patatas antes de meterlas en el agua?

—¿Se sirven bastantes zanahorias crudas, chucrut crudo, etc.?

—Si algunas mujeres no soportan el pan negro, denles otra cosa.

—En cuanto a aquellas que teman engordar con los copos de avena cocidos, explíquenles que cualquier cosa es preferible a los problemas de estómago.

¡El doctor me ha encargado que transmita personalmente las respuestas al *Reichsführer* en nombre del *Heim!*

En la cocina, a la que bajé con el cuestionario, encontré a Theresa sentada a la mesa, tomando notas mientras dos criadas más jóvenes cruzaban la estancia con bidones y sacos de varios kilos en dirección al sótano. «¡Este invierno no vamos a pasar hambre!» Hoy aún les quedaban varios vagones de azúcar, cacao y fruta fresca por descargar. Le anuncié que tampoco íbamos a tener frío, ya no, pues esperábamos que en las próximas semanas llegaran otros vagones llenos de ropa.

Nuestras cocineras son afectuosas, vienen del campo de concentración de Ravensbrück, pertenecen a los Testigos de Jehová, pero aquí son Theresa, Johanna y Frida, y están tan bien alimentadas como las madres y van vestidas igual que ellas. A decir verdad, podrían pasar por internas. Es una de las cosas buenas de aquí, formamos una gran familia, el doctor lo repite con frecuencia.

Renée

Renée nota en el bolsillo del vestido la rebanada de pan que, doblada en dos, forma un bulto en la tela. Es pan fresco y huele bien. La joven da una vuelta al estanque dos, tres veces al día, a menudo más. Siempre en el mismo sentido. Las ramas de los árboles se tiñen cada vez más de rojo y amarillo, las primeras hojas caen, crujen ya bajo sus pies. Un cielo cargado, gris, cuyo reflejo ensombrece el estanque. 18.15.

Apenas se aproxima a la caja de madera, Renée ve que el pan que dejó encima de la piedra al amanecer sigue ahí. Suspira. Pone la segunda rebanada al lado de la primera. Se sienta apoyándose en el tronco de un árbol, a una distancia prudencial. Cuando pasa por la mañana, el pan que dejó la víspera ha desaparecido, pero es posible que se lo lleven los animales. Un día vio un roedor cerca de la caja; parecía un ratón de campo. También debe de haber zorros. ¿Gatos silvestres? Y pájaros, infinidad de pájaros. El día anterior contempló en la ventana de su cuarto el terrible espectáculo de un arrendajo de alas de suntuoso color azul que golpeaba violentamente con el pico el cristal y el canalón. En un principio, Renée pensó: «¡Qué pájaro tan bonito!», y se sorprendió de su comportamiento. Luego, al ver que continuaba, se dijo: «¡Qué animal tan extraño!». Al final se acercó a la ventana y comprobó que estaba picoteando a un polluelo. Renée se tapó la boca con una mano para que nada entrara ni saliera de ella, para no vomitar. Pero después no podía quitarse de la cabeza la imagen del polluelo convertido en un pingajo sanguinolento, la mancha negra en los párpados quietos, el azul y el rojo bajo su piel desnuda, los picotazos. Si los pájaros son unas rapaces tan atroces que se comen a sus crías, no digamos el pan. Renée decide vigilarlo. Esperar ahí hasta la hora de cenar, arriesgándose a ver al hombre salvaje. Su decisión le parece atrevida, se siente exaltada, sonríe ante su audacia.

Porque Renée tiene miedo de ese hombre esquelético, de sus ojos inhumanos que la atravesaron con la mirada como si fuera invisible, un simple obstáculo. El torpe empujón que le dio la derribó como si no pesara nada y se hizo un arañazo con una rama afilada. Escruta alrededor, nadie. ¿Será de verdad un prisionero? Vestido de paisano. Jamás ven a los prisioneros. ¿Habría sido capaz de matarla por esas galletas? ¿La mataría? Renée sonríe, sentada a varios metros del pan. Se estira con calma el vestido por encima de las rodillas, un gesto infantil, al mismo tiempo que vigila si algo se mueve en las inmediaciones. Mira sin apartar sus ojos extraños y sin pestañas, ojos de felino al acecho. La única vez que lo vio fue poco antes de las 17.40, coincidiendo con la primera campanada. Así pues, antes de cenar. Es el momento oportuno.

Hace cinco semanas y dos días que Renée vive en la gran casa. Ya ha visto marcharse a muchas mujeres, con o sin sus recién nacidos. Algunas solo se quedan unas cuatro o cinco semanas, el tiempo de dar a luz. Ulrike se fue anteayer dejando aquí a la pequeña Renata. Si se llevaba a su hija, no iba a poder seguir trabajando, pero piensa volver a recogerla dentro de un año como mucho, el tiempo de «encontrar una solución», eso decía con aire alegre, como si el problema fuera sencillo de resolver. Renée ya echa de menos a Ulrike. La joven se aferra al menor atisbo de sonrisa, de mirada, a personas que conoce desde hace apenas unos días, con las que ha conversado tres veces. Sola. Lejos.

Artur.

Ruido de pasos a su espalda. Se le acelera el corazón. Se levanta, vuelve la cabeza. Frau Gerda la está escudriñando. Mira las rebanadas de pan que están encima de la piedra. «*Was machst du da?*», ¿qué estás haciendo aquí? Voz agria, una manzana demasiado ácida y fría donde clava los dientes. Arrugas en el entrecejo. Es la primera vez que Frau Gerda le dirige la palabra. Habla sin parar y Renée no entiende nada, salvo que lo que dice es hostil y que es posible que se lo cuente a alguien. O que alguien lo diga. Quizás debería ser ella la que lo dijera. Renée no se mueve. Guarda silencio.

Renée mira hacia el otro lado del campo, el límite que les han prohibido traspasar, el pueblo que la joven no ha visto jamás y por el que no hay que pasear. Cuando hacen amago de cruzar el portón de la entrada, el SS que está en la garita les ordena que regresen al *Heim*, donde están a buen recaudo y del que no deben salir.

Frau Gerda ya se ha ido.

Renée se vuelve hacia el edificio blanco y musita «no, no, no».

Marek

Boca abajo para que la llaga respire, para que se cierre. Que sus tejidos se regeneren, se unan, cicatricen de nuevo. Para que la llaga deje de supurar, de llorar, de babear suciedad y de soltar pus. Hace tres días, casi tres, que Marek está acostado boca abajo en el jergón, a veces apoya una mejilla en las manos; otras, la deja caer en el áspero colchón que le ha despellejado la cara en los puntos en que la barba no la protege. Dentro de nada, tres días sin poder estar de pie, sin dar una vuelta a la habitación, aferrándose a las paredes. Tres días que solo bebe y come sentado o acostado, que los demás prisioneros le tienden el cuenco, la cuchara, la comida, que lo ayudan a beber y lo sujetan cuando se levanta.

Los guardias lo dejaron acostado y simulan no verlo. Quizás no lo vean. Puede que se haya vuelto invisible. Ojalá fuera invisible. Ojalá pudiera fundirse con la paja del jergón.

Pierre le dijo anoche que mañana será el tercer día.

Tres días en que la herida penetra en su sangre, le ensucia las venas, instila pus en ella, lo envenena; la úlcera le está quemando la sangre, que le inflama la frente y la cabeza. Se extiende, invade todo su cuerpo. Por la herida abierta entra una vida rápida y minúscula que lo devora y lo destruye. Por la herida abierta ha entrado la muerte.

Hace frío, frío, frío, como para titiritar; los estremecimientos son tales que le abren aún más las heridas. Si quiere curarse, debe dejar de temblar, de estar helado. A pesar de la manta que le prestó Pierre, Marek se muere de frío. Pierre y otro prisionero se meten bajo la misma manta para que él tenga una. Marek querría poder taparse hasta los hombros con las dos. Pero no, hay que dejar respirar. No tocar. Evitar el contacto con la manta, que jamás se ha lavado, donde prolifera una fauna impura que está deseando adentrarse también en sus venas. A modo de apósito, Pierre le ha puesto en la espalda hojas de árbol caídas.

—Para que deje de supurar. Esto ayuda —le explica, y añade—: Puede que esta noche vaya un poco mejor. Tu temperatura. Me cuesta darme cuenta. ¿Te encuentras mejor?

Pierre se lo ha preguntado en tono titubeante, lleno de compasión. No augura nada bueno.

Marek le ha contestado:

—Sí, sí, va mejor.

Ha repetido «mejor, mejor» como si hablara otro, con la impresión de oír su voz, pero desde fuera. Resonaba como en una cueva.

La fiebre le hace soñar cosas raras. Tiene la impresión de que ya no duerme de verdad, pero la singularidad de las imágenes que lo atenazan es tal que no guardan ninguna relación con lo que le sucede mientras está despierto. Una y otra vez le pasan por la mente los recuerdos de otras torturas, de otros golpes anteriores, los que tuvieron lugar justo antes de que lo enviaran a Dachau. Los golpes. El calabozo. Los golpes. El calabozo. La boca rota. El gusto de la sangre, que parece subir desde el fondo del estómago, desde el fondo de su pasado. Marek ha soñado que la cicatriz que tiene en la mejilla derecha se reabría y que volvía a sangrar. Ha soñado que perdía más dientes, que se le caían uno tras otro y que él los agarraba, que intentaba sujetar con los dedos y la mandíbula los que le restaban. La mandíbula era una herida abierta, como desgarrada y destrozada por los colmillos de un animal. Ha soñado que tenía mordeduras en la cara, que un animal le saltaba al cuello y lo dejaba desfigurado y desdentado.

De vez en cuando se tranquiliza acariciándose la cara con la mano derecha. Desliza un dedo entre los dientes y las encías irritadas. Siente la cicatriz en la mejilla derecha. Y, a la izquierda, la pequeña depresión, una especie de hoyo que hace asimétrica su cara.

La pequeña depresión la causaron los puñetazos; la cicatriz, el latigazo. Fue en otra vida, en la de antes de Dachau, aquella en la que se curaba bien; por aquel entonces su cuerpo estaba sano, soportaba mucho mejor las heridas. En aquella época, la violencia se la infligió un *Junker* prusiano muy elegante, con unos ojos magníficos de color azul agua y pestañas negras, quien, antes de entregarlo a los hombres de la Gestapo, lo había abordado de forma cortés, casi amistosa. El oficial, de unos veinte años, era tan hermoso como un mármol cincelado; lucía un uniforme de las SS perfectamente cortado, con sus correspondientes adornos y cintas. Su actitud fría y viril dejaba sin embargo entrever cierta delicadeza y una gran sensibilidad. Quiso simpatizar con Marek, le pareció que este era alguien «interesante» y «brillante» en aquel agujero, donde solo sobrevivían los imbéciles y los parásitos. «Si tuvieras sangre alemana, te parecerías a mí», le había dicho. Marek se acuerda de todos los detalles de su despacho: la caoba, el cuero, el terciopelo de color pardo y el beis ocre de las paredes. Las ampliaciones de los retratos de Himmler y de Baldur von Schirach, el jefe de las juventudes nazis. Más pequeña, la fotografía de pie de una mujer madura con porte aristocrático y de una joven rubia que se parecía al *Junker*. «Mi madre y mi hermana», le explicó el oficial a su prisionero.

Tras ofrecerle un coñac y un cigarrillo, empezó a contarle su vida, como si de repente necesitara abrir su corazón. Marek se sintió enseguida incómodo: a pesar de su juventud, sabía ya que las confidencias son regalos que se pagan caros, que el *Junker* no tardaría en sentirse humillado por ese desahogo unilateral y lo consideraría un arrebato de debilidad. Pero ¿cómo podía interrumpirlo? El *Junker* rememoró a su padre, que había muerto hacía cinco años; su formación en un *Ordensburg*, un colegio nazi, y su encuentro con Baldur von Schirach, que lo había convertido en su favorito. Los largos paseos por los bosques con Von Schirach, quien lo había abandonado después por otro joven. El nuevo preferido era el mejor lanzador de discos de la escuela. Cantaba con voz soberbia las antiguas melodías germánicas. El *Junker* guardó entonces silencio y se pasó las manos por los ojos, presos de un exceso de luz dolorosa.

Después, todo se había acelerado. El prusiano mencionó de pasada el periodo que había transcurrido en la escuela de oficiales de las SS, donde había sido el primero de su promoción. Acto seguido le reveló el objetivo de la conversación: convertir a Marek Nowak al nuevo orden y convencerlo para que trabajara con ellos «a favor también de Polonia». Mientras proseguía con su discurso, Marek buscaba ya las palabras, la manera de reaccionar a esas confidencias apasionadas, a una invitación que no deseaba y que debía rechazar sin encolerizar a ese hombre. Este le había explicado en un tono ya más neutro que, en un principio, el partido nacionalista se basaba en principios exclusivamente viriles. Jamás había salido con una mujer, salvo por motivos de servicio. Le gustaba hablar con franqueza, de hombre a hombre: «Estoy seguro de que nos entenderemos». Sirvió más coñac a Marek y le tendió otro cigarrillo.

El alcohol le daba náuseas a Marek, que tenía el estómago vacío y la mente ya le flaqueaba. Al final, salió bastante mal parado del apuro. Para empezar, negó cualquier relación con el movimiento clandestino. El semblante del oficial se endureció de forma brusca, violentamente sombría.

—Le voy a enseñar las pruebas que demuestran su pertenencia a la resistencia polaca.

Marek Nowak no acababa de entender de qué podía tratarse. Se limitó a menear la cabeza; qué era lo que pretendían de él en concreto. El cigarrillo se consumía entre sus dedos sin que en ningún momento se le pasara por la cabeza llevárselo a los labios. Un poco de ceniza encima de la mesa. El *Junker* la quitó con el reverso del látigo que había agarrado de la pared.

—Quiero entrar en contacto con la resistencia polaca, explicar a sus jefes lo beneficiosa que puede ser la colaboración entre nuestros dos países. Usted será el intermediario, dado que el encargo no tiene nada de deshonroso, al contrario: contribuirá a salvar a su país. ¿Acepta mi propuesta?

Casi parecía una petición de matrimonio. Por lo demás, el *Junker* tenía la cara contraída por la emoción, había algo de suplicante en sus ojos.

—No puedo aceptar. —Marek Nowak estaba un poco borracho.

El *Junker* lo miró a la cara con la ferocidad de un depredador arañado. Tocó un timbre y un soldado mutilado entró cojeando.

—El carrete, Heinrich. Tráemelo. Y haz entrar a los guardias.

Marek Nowak cogió temblando las fotografías que le tendía el oficial: la película que había tirado a un cubo de agua mientras lo capturaban no se había dañado del todo. Quedaban tres imágenes. Marek las miró una a una. Se sintió aliviado al comprobar que no revelaban nada esencial y que era evidente que no habían podido salvar las treinta y tres restantes.

El oficial, cuya voz era en ese momento inexpresiva y fría, dijo:

—¿Qué había en el resto de la película?

Marek Nowak contestó con voz estrangulada:

—No tengo ni idea, no lo sé. Se trata de un error...

El *Junker* se crispó. Contrariado por la mentira manifiesta, contrariado por la imagen que tenía del hombre que se encontraba delante de él y, aún más, por la que esta le ofrecía de sí mismo.

—¡Ya está bien! ¡Deje de repetir la cantinela de que es inocente! —Agarró de nuevo el látigo—. Le he hablado de hombre a hombre, pero usted no es más que un cobarde y un hipócrita.

Acto seguido azotó la mejilla derecha de Marek Nowak y a continuación lo entregó a los hombres de la Gestapo. El polaco recibió puñetazos por todas partes, el techo se inclinó, el suelo que tenía bajo sus pies se dio la vuelta.

Despertar en la celda, dolor atroz. Saliva mezclada con sangre. Marek escupió varias veces y al final se la tragó. Pasando la lengua comprobó con indiferencia que había perdido tres dientes, todos del lado derecho. Es la concavidad que tiene ahora en la mejilla, un hoyo donde se pueden hundir dos dedos. El hoyo que, en sus sueños insólitos, se convertía en un abismo, y donde unos dientes minúsculos, dientes de leche estancados en una boca demasiado grande, cedían, y Marek sentía cómo se movían bajo sus dedos.

Vuelve a pasar la lengua, le quedan muchos dientes, grandes y firmes, en su sitio, pero el agujero le parece enorme, Marek tiene la impresión de haber perdido la mitad de la dentadura. Debe de tener la boca torcida y una brecha enorme en la sonrisa, ¿lo reconocería Wanda?

Porque, en sus sueños enfebrecidos, también aparece Wanda. Wanda, a la que tanto quiso y en la que casi no piensa desde que tiene hambre y desde que se transformó en un animal. Trata de apartarla de sus pensamientos, pero ella regresa siempre como un fantasma. La idea de Wanda es desgarradora, insoportable. Wanda, a la que ve viva y muerta. La Wanda de antes, Wanda agonizando quizás, ¿dónde estará? Si piensa en Wanda, quizás sea porque ella está a punto de morir. O él. Va a morir porque, si no se levanta, volverán a enviarlo a Dachau. Marek no quiere morir. No quiere pensar de nuevo en Wanda.

Wanda, Wanda, Wanda. Marek la ahuyenta, pero el nombre permanece en sus labios, y él tiene la espalda abierta a la muerte. La espalda le supura; las hojas resbalan una tras otra durante la noche, Marek es un árbol desnudo cuya vida escapa al mismo tiempo que una savia enferma, una savia repleta de bacterias que lo devoran y lo digieren.

Entonces se oye la voz que grita: «*Aufstehen, schnell, schnell!*», ¡de pie, rápido, rápido! Y el ruido de los prisioneros que se despiertan y se incorporan en la oscuridad. La madera de las camas superpuestas chirría. Normalmente es un soldado, hoy es Sauter en persona. De repente su voz está cerca, «*Schnell, schnell*», y, por encima de él, se vuelve extrañamente suave: «*Kannst du?*», ¿puedes?

Pérfidamente suave.

Helga

Helga rompe la fibra de la cartulina al sujetarla como si fuera a escapársele volando, manipulándola con dedos intranquilos. ¿Hay que doblarla, desgarrarla o tirar de ella? El crujido resuena en el silencio del despacho. Es una tarjeta postal administrativa, escrita con letra gótica y enviada desde el hospital de Brandenburg-Görden.

Unas líneas punteadas en los lugares donde hay que completar el nombre del niño y las fechas de nacimiento y de muerte.

Abajo, una rúbrica sobre un sello ilegible.

Nada sobre la causa de la muerte. Sin sobre ni carta de acompañamiento, tan solo el impreso con el membrete de la institución. Helga se dispone a dejarlo con el resto del correo encima del escritorio de caoba del doctor, el único toque de lujo en una estancia espartana. Sillas de madera. Biombo. Camilla. Instrumental. Nada en la pared, un marco al lado de un tintero con una fotografía de su mujer y sus hijas.

A las once, después de las visitas, el médico dicta los informes a la Schwester Helga, que los mecanografía. El parto de una interna que ha perdido mucha sangre. Los puntos de otra, que no acaban de curarse. El estado generalmente satisfactorio ese día de las actuales ocupantes del ala de la maternidad. Llega el turno de Jürgen. Sin cambiar de tono, el médico dicta a Helga que Jürgen Weiss, nacido el 2 de septiembre de 1944 en Steinhöring, falleció el 10 de octubre de 1944 en Brandenburg-Görden de una infección pulmonar después de haber recibido un *Sonderbehandlung*, un tratamiento especial. Helga se para en seco, con los dedos suspendidos encima de la máquina de escribir. El doctor la mira.

—¿Se encuentra bien, Schwester Helga?

—*Ja, sicher!* Perfectamente.

La enfermera empieza a mecanografiar de nuevo, «de una infección pulmonar, después de haber recibido un *Sonderbehandlung*». A continuación, el médico le dicta:

12 de octubre de 1944

Estimada Frau Geertrui:

Lamentamos tener que comunicarle que su hijo JÜRGEN WEISS, nacido el 2 de septiembre de 1944 en el Heim Hochland, Steinhöring, murió de manera repentina e inesperada de una infección pulmonar en Brandenburg-Görden el 10 de octubre de 1944.

La vida es un mal para los niños que padecen enfermedades mentales. Así pues, debe considerar su muerte una liberación.

Heil Hitler!

Doctor Ebner

—*Danke, Schwester Helga.*

—*Bitte, Doktor Ebner.*

Helga sale sin mirarlo.

De vuelta en su despacho, escribe a mano.

Liebe Frau Geertrui:

Hoy hemos recibido una carta del profesor Hans Heinze en la que nos comunica una triste noticia. Su pequeño Jürgen murió el 10 de octubre de una infección pulmonar. Sucede a veces, cuando los niños nacen más frágiles que los demás. Pero, a pesar de que apenas tenía unas semanas, el profesor Heinze ha subrayado que su hijo luchó hasta el final como un pequeño león. Estoy convencida de que Jürgen sintió que usted estaba pensando en él; a pesar de la distancia que los separaba, usted le transmitió su fuerza y su valor. Jürgen era un pequeño guerrero y ahora velará por usted. Murió sin dolor en brazos de una enfermera. El tratamiento que le dieron le permitió adormecerse plácidamente.

Mi más sincero pésame, liebe *Frau Geertrui.*

Heil Hitler!

Schwester Helga

DIARIO DE LA SCHWESTER HELGA

Heim Hochland, 16 de octubre de 1944

Jürgen ha muerto. Sin duda, es mejor así, pero estoy alicaída. Ya solo pienso en cosas tristes.

Jürgen no se parecía a las imágenes que nos enseñan en la escuela de enfermería. No tenía nada en común con esos idiotas congénitos con la cara monstruosa ni con los niños deformes y terroríficos que amenazan el porvenir de nuestro país. Era un niño muy hermoso, de proporciones perfectas, al que le costaba un poco despertarse. Quizás solo necesitaba tiempo.

La muerte de un recién nacido, sea quien sea, me cuesta.

~~Me ha venido a la mente la historia de una interna, una mujer que trabajaba para la Gestapo. Yo acababa de llegar al *Heim*. Contaba a las demás madres que están matando a los judíos y asesinando a sus recién nacidos con una bala en la nuca. Varias mujeres no se perdían una palabra de lo que decía, el hecho se supo y llegó a oídos del doctor a través de las *Schwestern*. Al final, en el *Heim* no se hablaba de otra cosa. El doctor Ebner la convocó enseguida debido a lo inapropiado de~~

~~su comportamiento. No la expulsó, pero la regañó severamente. «Herr Doktor, ¿es cierto?», le pregunté yo. El médico exhaló un suspiro: «Estamos en guerra, *mein Kind*». «Ya sé que estamos en guerra, pero ¿unos recién nacidos?» No me contestó. Solo me dijo que el comportamiento de la interna era del todo inapropiado. Recuerdo que entonces pensé que~~ tengo suerte de estar en el lado correcto, en el lado de la vida, el lado donde se salva y se cuida a las mujeres y a los huérfanos. Qué afortunada soy de poder trabajar aquí; de trabajar bien, en cosas buenas, en un lugar apacible.

Heim Hochland, 18 de octubre de 1944

Esta noche hemos escuchado al *Reichsführer* en la radio. Llama a todos los hombres alemanes de entre dieciséis y sesenta años a defender nuestro suelo natal con todas las armas de que dispongan. Acabo de escribir a papá, que tiene cincuenta y ocho años. Tengo mucho miedo por él.

~~*Heim Hochland, 20 de octubre de 1944*~~

~~Me he acordado de Bernhard, aquel soldado que me miraba el día de mi primera Bendición del Nombre hace ya más de un año. Era joven y seguramente estaba soltero. A veces me arrepiento de no haber querido hablar con él. ¿Dónde estará ahora? ¿Y si volviera? ¿Habrá muerto?~~

Heim Hochland, 26 de octubre de 1944

Papá me ha respondido. Debe enrolarse antes de noviembre. En su carta bromea, me dice que había olvidado cómo se sujeta un fusil, que está más acostumbrado a la cosechadora que a las armas, pero dice que se siente orgulloso de poder cumplir con su deber, «igual que tú», subraya. Su carta es del 21, puede que ya se haya alistado. ¿Cuándo terminará esta guerra?

Frau Geertrui aún no me ha contestado a la carta que le envié el 12. No pasa un día sin que me pregunte cómo estará sobrellevando el golpe, *¡Gott sei Dank,* lejos del *Heim!* Lejos de la mirada del doctor, de las *Schwestern* y de las madres; lejos de los informes, de los expedientes. Por otra parte, no me sorprende que hayan pasado diez días sin recibir noticias: en caso de tener algún problema con sus hijos, nuestras internas optan enseguida por la discreción para desviar la atención de ellas. Aun así, la sensibilidad de Frau Geertrui me hace temer algo que no sé definir.

En cuanto a mí, paso todos los días un rato en la sala de los recién nacidos, aunque no tenga nada que hacer en ella, trato de concentrarme en los niños, en cuidarlos, en mimarlos, y pienso en Jürgen.

Renée

Una sola vez, mientras miraba por la ventana de su habitación, vio pasar unas sombras masculinas a lo lejos. Desaparecieron enseguida entre la vegetación. Quizás entre ellas estaba la del prisionero. Hombres invisibles que trabajan a unas horas durante las que nadie los ve. Cuatro barracones gigantescos se han erigido ya como por arte de magia y las internas tienen orden de no acercarse a ellos. Renée puede divisar dos desde su ventana, pero ningún hombre. Al otro lado del estanque tampoco, nada se mueve. En cualquier caso, es imposible ver lo que sucede en las inmediaciones de la caja de madera. Demasiados árboles. Arbustos opacos, mal cortados.

17.40, primer tañido de campanas para la cena. El sol se pone cada día más temprano y el horizonte ya empieza a ensombrecerse. ¿Dónde duermen los prisioneros durante la noche? Las ventanas permanecen abiertas hasta el final de un bonito día otoñal, dejan entrar la luz etérea, casi neblinosa. El aroma a hierba cortada, el del pan y la sopa a la crema que ya están sirviendo; la sala común está justo debajo de ella.

Renée se apresura a cerrar la ventana, Frau Gerda siempre tiene frío y no soporta que esté abierta; además, después de la escena que le hizo en el jardín, Renée tiene miedo de ella, se siente acechada y vigilada adondequiera que vaya, solo entra en la habitación para dormir. En ese momento, vislumbra en el jardín la silueta de una mujer que no camina erguida: de vez en cuando se inclina hacia el suelo como si estuviera buscando algo o como si fuera a vomitar o a caerse. Renée reconoce su cara, es una interna del *Heim* a la que lleva varias semanas sin ver. Desde luego, ha dado a luz antes de irse. Parece alejarse del edificio. Deambula con su paso blando y frágil por el césped. Renée la pierde de vista al otro lado del estanque. ¿Se dirigirá hacia la estación? A esa hora ya no hay trenes. Tras titubear un instante, Renée se asegura de que la ventana esté bien cerrada, las noches son cada vez más frescas.

Se le hace la boca agua con el aroma del caldo de verdura. Su vapor perfumado le envuelve la cara, se mezcla con su piel, a la que el leve sudor da un toque salado. Renée cierra los ojos, ruido de cubiertos, el sonido líquido de la abundante sopa que vierten los cucharones en la vajilla de porcelana. Un parloteo alegre. Sus vecinas se ríen mientras hablan en un dialecto alemán incomprensible, con erres alveolares. En el insólito instante en que se hace un profundo silencio alrededor de ella, abre los ojos. Cerca de la entrada de la sala, enfrente de ella, avanza una mujer con paso vacilante, es la misma que ha visto en el jardín. En la cara, una marca roja le atraviesa la frente, como si hubiera chocado con un árbol o hubiera recibido un puñetazo. Tiene los labios trémulos, la mirada inquisitiva; retuerce las manos delante del pecho como si una quisiera impedirle rezar a la otra. Sus ojos no encuentran lo que buscan y al final se posan en una enfermera: la Schwester Helga.

La mujer se precipita hacia ella, se hinca de rodillas, se aferra al uniforme marrón bien planchado. Dice algo. Tan pronto como la endereza, levantándose también con ella, la Schwester Helga intenta sacarla de la sala tirándole de un brazo. La mujer alza la voz. Esta vez Renée distingue la palabra *Kind* y también, quizás, *Leib* o *leicht,* no está muy segura. La Schwester Helga murmura algo. La mujer se revuelve para que le suelte el brazo alzando aún más la voz. Casi vocifera de cólera o de terror, parece muy triste. Todas las presentes la miran en silencio, ni un solo ruido de cubiertos, nadie come, todos los ojos están fijos en la escena. Una enfermera, luego dos más, se ponen en pie y se acercan a la intrusa, la agarran por los hombros y la cintura para obligarla a salir. Gritos a pleno pulmón y «chitones» de las enfermeras, y el tintineo solitario de la plata al chocar con la porcelana: una de las internas se ha puesto de nuevo a comer.

La última *Schwester* que abandona la sala cierra la puerta tras de sí. Su voz se aleja, las palabras se espacian, se diluyen en el bullicio creciente del comedor y la cháchara redoblada que suscita el incidente. Nadie se ríe ya. Las criadas sirven los platos de sémola, el pan, los frascos de manteca de cerdo. Al cabo de unos diez minutos, regresan tres de las enfermeras, sin la Schwester Helga. Una de ellas da unos golpecitos en su vaso con un tenedor. La distribución del correo.

Esta tiene lugar en el momento del postre. Nunca llaman a Renée. Las primeras veces, la joven abría bien los oídos, incluso dejaba de comer, escuchaba todos los nombres, su áspera melodía. Se irritaba al comprobar que sus vecinas recibían cartas a diario, a veces incluso varias. Pero hace ya varios meses que se ha convencido de estar en el fin del mundo, en un lugar donde nadie podrá encontrarla. Con frecuencia se dice que, si muriera, nadie se daría cuenta, otra mujer ocuparía su cama de la habitación veintitrés, eso es todo. En ocasiones, cuando piensa en su madre, se echa a llorar, porque se siente olvidada. Desaparecida. Muerta. Porque no acaba de saber muy bien dónde está. Renée posa una mano en su barriga ligeramente tensa, lo que le resta de vida está ahí.

Renée no presta atención a los nombres. Esta noche hay compota de peras, se sirve una buena porción. Añade azúcar a su té negro.

«Frau Renée.» La joven remueve el azúcar en la taza, el metal choca levemente contra la porcelana. «Frau Renée», repite la Schwester Maria y le tiende el sobre. Renée se levanta de golpe y agarra la carta con las dos manos. Sale del comedor casi corriendo. Se apoya en la pared del vestíbulo, el plafón está apagado, pero hay dos pequeños apliques encendidos. A la luz del más próximo, ve una caligrafía que no reconoce, su nombre y la dirección del *Heim*. El sello, Hitler de perfil, *Deutsches Reich*, el matasellos: «Berlín, 23-10-44». A Renée le tiemblan las manos. Se acerca el sobre a la cara, el olor de Artur. No abre la carta, rompe a llorar.

Las mujeres salen del comedor y se dirigen hacia la escalera. Inge se acerca a ella, le toca un hombro, le habla en francés: «¿Malas noticias?». Renée le alarga el sobre. Le dice que no se atreve a abrirlo, afirma: «Artur ha muerto». Inge agarra el sobre y lo abre con delicadeza. Extrae el contenido. Es una tarjeta postal con unas cuantas líneas. Sonríe. *Liebe Renée,* la fecha, 23 de octubre, y *Herzliche Grüsse aus Berlin,* un afectuoso saludo desde Berlín. Además, un nombre: *Ulrike.* Frau Inge suelta una carcajada, la abraza como si fuera una niña que se ha arañado una rodilla.

Renée se zafa de ella; de repente, le arde la cara.

—No puedo seguir aquí —dice en francés—. Me voy a marchar.

Marek

Diecisiete vagones llenos de ropa y un decimoctavo de escamas de jabón. Les ha llevado toda la tarde transportar la carga desde la estación de Steinhöring al almacén. Ahora hay que clasificar los artículos. Sábanas, fundas, toallas. Ropa para los bebés, los niños, las mujeres. Verano, invierno, todas las estaciones, vestidos, chaquetas de punto, abrigos de piel. Un trabajo ligero y el día toca a su fin. Un día más en que aún sigue con vida. De pie. Tambaleante. De pie. La fiebre ha bajado. La espalda ha cicatrizado. Vuelve a tener hambre.

Paquete tras paquete, Marek extrae de los sacos la ropa que ya ha sido clasificada una primera vez y que hay que desembalar y que apilar. Vestidos lisos, rayados, de lunares, de lana, de seda, de terciopelo, cortos, largos, suaves al tacto. Decenas de montones. Las telas exhalan aromas, esta huele a flor, a naftalina; esta huele a sudor y jabón, a mujer y a cerrado. El olor de una multitud de mujeres impregnado en la fibra, que asciende y deja su aroma en el aire a medida que se van sacando las prendas.

Marek acerca la nariz a un vestido azul oscuro. Un olor afrutado que le hace salivar. El vestido es largo, de talla pequeña, su propietaria debió de ser una mujer elegante y rica, sin duda. Marek quita un pelo largo y rubio. En su vida anterior, a veces encontraba pelos como ese en su ropa o en su cama. La melena de Wanda con la que jugaba, a la que besaba. Todo queda ya tan lejos que parece irreal.

¿De dónde procede toda esa ropa? Los judíos solo tienen derecho a coger una maleta pequeña cuando van a trabajar a los campos. O a morir en ellos, como habría muerto él si se hubiera quedado en Dachau. Allí también vio montones de ropa. La de los hombres que debían desvestirse para ponerse el uniforme de rayas de los prisioneros.

Marek alcanza un abrigo de marta cibelina y hunde la cara en él, huele a mujer joven, el olor de una morena dueña de una abundante cabellera. No volver a tener frío jamás. Acaricia a lo largo el pelo del animal como si fuera la espalda de una joven, siente cierta rigidez a la altura del bolsillo. También que el pelo se desprende, de hecho, arranca unos cuantos mechones y estos revolotean en la luz, el abrigo se deshace entre sus manos. Angustiado, suelta la prenda. Se toca los dientes con el índice, pasa el pulgar por las encías. Respira.

Arroja el abrigo a un montón. Saca más ropa de otros sacos. Aromas apetitosos, repugnantes, olor a muerto, a descomposición. Lanza los trapos viejos lejos de él, como si estuvieran infestados. La brusquedad de su gesto le arranca una mueca: algo se ha reabierto, algo le cae por la espalda, fluye, linfa, sangre.

Marek se acerca vacilante al montón donde están los abrigos de piel, vuelve a coger el de marta cibelina que ha acariciado, sentido, amado, el pelo se suelta al menor contacto. Tiene los dedos llenos. Frío en la espalda. En el bolsillo de la prenda, la rigidez, un sobre. Lo saca, lo dobla, lo esconde en uno de sus zapatos.

Un guardarropa hechizado que evoca la sombra de Wanda. Wanda, a la que olvidó en unos meses a pesar de lo mucho que la quiso. Algo en él sigue queriéndola. La quiere como se puede querer a alguien a quien se ha conocido en la infancia y después se ha perdido de vista hace mucho tiempo. La fiebre causada por la paliza se la devolvió. La hizo resurgir en los sueños aterradores donde pierde los dientes, las uñas, el pelo, donde agoniza.

Lo que queda de ella: unos rasgos que ya no logra ver con claridad, como si se movieran; cuando cierra los ojos tratando de recuperarlos, le tiemblan los párpados y, por más que los apriete, las facciones de ella no acaban de definirse. Queda su silueta fina, lejana, casi borrosa. Pero tratar de rememorar la apariencia es como intentar atrapar un gesto. Marek prueba a concentrarse en los detalles que mejor conoce. Sus pequeñas manos blancas, el óvalo de sus uñas, sus piernas bonitas y cinceladas en los tobillos, el azul de sus ojos, ligeramente rasgados; piensa en todo eso, pero las imágenes se funden, cambian, los contornos son móviles, los colores inexactos, es imposible identificarlos. La imagen se transforma en idea, Wanda en fantasma.

De ella le queda una suerte de sollozo atascado en la garganta. ¿Dónde está Wanda? Antes estaba por todas partes, a pesar de la ausencia. La encontraba dondequiera que mirase. ¿Seguirá viva? Marek cree que sí, igual que cree en la existencia de Dios. Por lo demás, cuando se siente con fuerzas para rezar, solo piensa en ella. Marek siente los pelos de la marta cibelina en la boca. Se pasa un dedo por la lengua. Escupe al lado de un cúmulo de ropa; pero no sobre los vestidos, eso no, se asemejan demasiado a despojos femeninos. Confía en que ella siga donde la dejó, aunque lo duda. En la época en que lo detuvieron, Wanda era su agente de enlace y su esposa ilegal. La vigilaban, al igual que a él. Demasiado identificable. Demasiado conocida. Demasiado guapa. La vida tiene la mala costumbre de destrozar la belleza. Marek piensa que las que mejor sobreviven son las cobardes y las sinvergüenzas. Además, Wanda estaba embarazada y, en tiempos de guerra, la frágil vida de un niño tiene muchas probabilidades de extinguirse como la llama de una vela entre la yema del pulgar y el índice. Dios te salve María, llena eres de gracia; Marek reza por el alma del hijo que va a nacer.

Marek se casó con ella en secreto hace un año. En 1942 los polacos perdieron el derecho a contraer matrimonio sin el permiso de las autoridades, que lo negaban en la mayoría de los casos. Aun así, se casaban por la Iglesia con la complicidad de los sacerdotes. Cuando una de esas parejas clandestinas tenía un hijo, se lo arrebataban y lo llevaban al *Reich*, donde se perdía por completo su rastro. ¿Qué era de ellos? Al niño de Wanda le toca nacer a finales de diciembre. Un bebé navideño. Si su madre no consigue ponerlo a buen recaudo, desaparecerá. Cuando lo piensa, a Marek la idea de ese niño le parece aún más remota, aún más abstracta. Su hijo tiene como única realidad a Wanda. El niño no es nada, su madre lo es todo. Lo era todo cuando Marek era un hombre.

De vez en cuando le pasa por la mente la posibilidad de que ella haya muerto, como si un relámpago lo rozara sin llegar a tocarlo, pero el dolor y el vacío solo duran un instante, porque Marek vuelve a convencerse de que, si sobrevive, la verá de nuevo. Jamás piensa en el niño. Ya se ha sorprendido reprochándole que debilite a Wanda, que la haga pasar hambre cuando ella necesita de todas sus fuerzas. A recriminarle incluso el hambre que padece él. Si encuentra a Wanda, tendrán toda la vida para preocuparse por un niño, por otro. El de ahora no ha llegado en buen momento, es un accidente, así que sería justo que volviera por donde vino. Cuando le pasa por la mente esa idea, Marek reza «Dios te salve María» a la vez que se dice que sus malos pensamientos harán desgraciado al niño que está por nacer. Pero, por más que se reprenda, no cree en el improbable milagro de un reencuentro de los tres, solo serán dos. Y Marek prefiere a Wanda.

Marek Nowak aún cree que puede elegir. Que si elige a Wanda, esta vivirá.

«Siempre podemos elegir» es una de las frases que repetía en el pasado a todos los que decían «No tuve elección». Siempre la hay. Lo que ocurre es que no siempre es fácil optar por algo, que, en ocasiones, cuesta muy caro. Los que dicen «No tuve elección» son los que escogen lo fácil. De repente, piensa que si Wanda y él se hubieran decantado también por eso, en ese momento estarían juntos, felices y satisfechos. Toda su fibra interior se endurece, Marek aprieta los dientes y acelera el ritmo. Las prendas vuelan, caen en pliegues, arrugas y ondas, se mezclan olores y colores, son pilas abigarradas, cadáveres de tejidos blandos.

Y Marek se dice que se equivocó, se equivocó de medio a medio, debería haber escogido la felicidad. Siente un espasmo, que es también el preludio de un llanto o de un suspiro de esfuerzo. Un golpe violento en un hombro lo sobresalta: es la porra de Sauter, que ha caído inesperadamente en un punto donde la piel aún no ha cicatrizado. *«An die Arbeit! Und schneller!»* Marek permanece quieto unos segundos, no alza la mirada y retoma el trabajo. Se dice que, en el fondo, todo lo que ha hecho no ha servido para nada. ¿Qué ha salvado, obtenido, comprado a cambio de su felicidad? A cambio de su vida, quizás. Todo este sufrimiento inútil. La cólera lo ahoga, querría poder expresar el odio que lo invade a voz en grito. Siente que la piel le escuece a la altura del hombro, la camisa se humedece y la sangre vuelve a resbalar. Los otros, todos los que no «tuvieron elección», tenían, por tanto, razón. Trata de serenarse. Padre nuestro, que estás en los cielos, santificado sea tu nombre.

Helga

Helga ordena las fichas y los cuestionarios de las nuevas internas. Sus gestos, más rápidos y más torpes al mismo tiempo, revelan un nerviosismo infrecuente. Frau Geertrui está con el médico en el despacho de al lado. Sus voces le llegan a través de la pared, casi inaudibles. Trata de entender algo de lo que dicen, pero no distingue las palabras. Sujeta un montón de expedientes a la vez que se pregunta si la carta que escribió a Frau Geertrui puede ser la causa de todo, si no tendría que mencionarla y disculparse con el médico. El encuentro dura una hora. Helga ya no debería estar ahí, porque deja de trabajar a las 17.45 y ya son las 19.00. La puerta se abre por fin. «¿Todavía sigue aquí, Schwester Helga? Acompañe entonces a Frau Geertrui, *bitte schön.*» El médico le dirige una mirada que significa: hacia la puerta de salida. Ya no hay trenes hasta mañana por la mañana, fuera es de noche.

Helga la precede por el pasillo, febril, con los labios ardientes. Le gustaría saber si la mujer le ha hablado al doctor de la carta, pero Frau Geertrui le pide enseguida, otra vez, si puede ver a Jürgen. No llora, pero, fuera de sí a causa del dolor, le suplica que le entregue el cuerpo de su hijo, de su primogénito, porque quiere enterrarlo. Helga le susurra que hablará con ella fuera, porque va a acompañarla hasta el *Herberge,* el albergue de Steinhöring. Frau Geertrui empieza entonces a gritar —otra vez— que no puede soportar más los murmullos, las medias palabras y el silencio. Que le están mintiendo, que han matado a Jürgen, que quiere a su hijo y saber la verdad. «¡La verdad, *Schwester!*» ¿Por qué no le devuelven a su pequeño, al menos sus restos? Por suerte, todas las internas están ya en el piso de arriba. Helga abre la puerta principal al fresco de la noche.

Ella tampoco se ha planteado nunca la cuestión. En caso de que hubiera algún problema, nunca volvían a ver a las madres, estas no pedían cuentas a nadie. Se avergonzaban y tenían tanta prisa por ocultar la desgracia que les había acaecido que nadie se preguntaba si sufrían. La grava chirría. Una lechuza ulula.

Helga tiene el índice apoyado en los labios.

—¿Qué le ha dicho el médico?

Él es, sin duda, el único en el *Heim* al corriente de lo que ha sucedido.

—Que el cuerpo debe permanecer en el hospital porque le van a hacer la autopsia. Jürgen tenía una anomalía congénita y deben estudiarla en interés del pueblo alemán. Que ese es el procedimiento habitual y que, en esos casos, los cuerpos no se devuelven a la familia.

La Schwester Helga hace un ademán al soldado de las SS que está en la garita, quien, al ver el uniforme marrón, las deja pasar, *Heil Hitler!* La Münchener Strasse está desierta.

Después, el doctor sacó su expediente y cogió la copia de su *Ahnenpass.** A continuación, le hizo una serie de preguntas similares a las que ya le había hecho antes de que la admitieran en el *Heim* y después del diagnóstico de Jürgen; la misma lista, pero con una insistencia especial. Comenzando por sus hermanos y hermanas, ¿ha habido en la familia casos de enfermedades mentales, de idiocia o de malformaciones congénitas? El

* «Pasaporte de los antepasados», documento que certificaba la pertenencia al pueblo alemán desde, al menos, cuatro generaciones. *(N. de la A.)*

doctor preguntó y anotó (otra vez) cada nombre, inquirió sobre los detalles, su aspecto físico, su trayectoria escolar, su carácter e incluso su vida religiosa. Se detuvo un buen rato en los padres para pasar luego a los tíos y las tías, los primos y las primas. Acto seguido saltó a la generación anterior. Se informó sobre las historias familiares de los miembros un tanto extraños o incluso solo originales, al mismo tiempo que la observaba con atención, como si pretendiera leer en sus ojos y su actitud y penetrar en un secreto deshonroso.

Rebuscando en sus recuerdos, a Frau Geertrui le vino a la mente una tía abuela, una vieja un tanto excéntrica que se reía mucho; una prima segunda cuya ligereza de costumbres había escandalizado al pueblo en aquella época; un bisabuelo alcohólico. La mujer se decidió por él y el doctor Ebner se apresuró a anotarlo.

—Nunca me ha hablado de ese bisabuelo, Frau Geertrui —le reprochó en tono compasivo.

—No se me ocurrió, *Herr Doktor.*

Le hizo más preguntas: a qué edad murió, en qué circunstancias. Ella no se acordaba muy bien. «Unos cuarenta años, creo», añadió. «Exactamente no lo sé, tendría que preguntárselo a mi madre.» Su madre, que no sabía nada: ni que Jürgen había nacido ni que había muerto. Geertrui se arrepintió enseguida de haber mencionado a ese antepasado, recordó la carita tan agraciada y apacible de Jürgen, ¿qué relación podía tener? Pero el doctor escribía cada vez más deprisa: ese abuelo, ¿sabía cuánto medía de estatura, el peso aproximado, tenía alguna fotografía de él? Frau Geertrui le repitió que no tenía la menor idea. Cada pregunta del médico la hacía sentirse más culpable por desconocerlo, persuadida de que estaba ocultando algo que se le escapaba. Luego, el doctor le preguntó si consumía bebidas alcohólicas. Si había bebido mientras estaba embarazada. Frau Geertrui titubeó, luego lo negó, «No, no», y entonces recordó aterrorizada que a veces bebía sidra en el almuerzo, pero se lo guardó para sí. Ahora, sin embargo, le confiesa a Helga en voz baja, con aire aterrado: «A veces bebía *Apfelwein, Schwester,* ¿cree que puede haber sido eso?». Las dos mujeres de detienen delante del albergue, planta baja iluminada, primer piso oscuro.

Frau Geertrui no le dijo nada al doctor sobre el *Apfelwein* mientras se esforzaba por responder, brutalmente dócil; ella, que en realidad había ido al *Heim* a hacer unas cuantas preguntas. Anestesiada, poco menos que abrumada por las palabras inquisitorias que se repetían, por los nombres de los parientes y de los antepasados vagamente familiares, cada vez más remotos, cada vez menos conocidos. Oía cómo el doctor se retrotraía una generación tras otra, hasta el año 1800. No lo sé, doctor. No lo sé. No lo sé. No lo sé. No lo sé. No lo sé. No lo sé. Siempre la misma respuesta a la vez que su voz se debilitaba, perdía su franqueza. Una criminal a quien pretendían obligar a confesar. El doctor no le ahorró ninguno de los nombres que ya había desgranado el día en que había diagnosticado el mal de Jürgen. Frau Geertrui respondía como envuelta en una especie de niebla. No sabe y le da igual, solo piensa en su niño, con el corazón en un puño. Mira a Helga intensamente, preguntándose por qué respondió sin rechistar, con la voz cada vez más débil, con un hilo de voz. Quizás Frau Geertrui creyó que el interrogatorio implicaba que se estaban ocupando de ella, de Jürgen. En cualquier caso, ha acabado por comprender que algo no va bien en ella, que tiene algo mal en el vientre o en la cabeza. Que algo en su interior ha malogrado a Jürgen. Helga calla. Querría contestarle que no sabe nada.

Frau Geertrui dice que tiene dieciséis antepasados identificados hasta aproximadamente 1800, con las fechas de nacimiento y muerte, además de los correspondientes lugares, y que todos eran alemanes y arios. Dice: «Hace unos meses desconocía esos nombres y ahora me los repiten como si me lo reprocharan. Es como si estuvieran saliendo de sus tumbas para gritarme que mi vientre y mi cabeza están averiados. O para arrastrarme a la tumba con ellos».

El médico tomaba apuntes sonriendo y meneando la cabeza con aire benévolo. Como si se tratara de una simple consulta, le recetó unas gotas y manzanilla para los nervios. Además, dijo que quería que un compañero siguiera su caso, así que le dio una carta de recomendación.

Helga recula, como si se dispusiera a marcharse, pero Frau Geertrui le aferra las manos y le da las gracias. Le dice que se alegra de que haya conocido a Jürgen. Quizás pueda intervenir a su favor, hablar con ese profesor Hans Heinze. Helga no contesta. No conoce al Professor Heinze, del que solo sabe, por el doctor Ebner, que es un especialista eminente. Una compañera de la escuela de enfermería trabaja a sus órdenes y habla muy bien de él. Pero Helga no se lo cuenta, se limita a decirle unas palabras dulces sobre Jürgen, le enseña la nana que le cantó en alguna ocasión, los primeros días, en la sala de los recién nacidos.

«Qué felicidad», dice entonces Frau Geertrui llorando. Qué felicidad era saber que Jürgen estaba en la guardería, vivo, guapo, perfecto y cerca de ella. Entonces, todo iba bien. Todo iba tan bien. Pensaba que se lo llevaría enseguida a casa, que se casaría en el *Heim* con su novio y que luego se marcharían con su hijo. «Qué felicidad», repite sollozando. «Fueron los días más bonitos de mi vida», pero ella no recuerda que, en realidad, pasó esos días llorando hasta tal punto que tuvieron que cambiarla de habitación. Tiene la mano húmeda; se aferra a Helga, quien no se atreve a soltar los dedos. Trata de decirle algo que la consuele y la incite a marcharse, pero no se le ocurre nada. Al final, para que se vaya, le asegura que se informará sobre el cuerpo, aunque debe hacerse a la idea de que no va a recuperarlo. A Geertrui le tiembla la voz: «Gracias, *Schwester,* muchas gracias». Incómoda, la enfermera traga saliva.

«Se lo ruego, Frau Geertrui. Cuídese.» La mujer la mira con los ojos empañados, esperanzada, como si la enfermera le hubiera salvado la vida. Luego entra en el albergue y Helga regresa al *Heim* apretando el paso, inquieta por haber estado fuera tanto tiempo, inquieta por si el doctor se ha dado cuenta, inquieta y culpable.

DIARIO DE LA SCHWESTER HELGA

Heim Hochland, 27 de octubre de 1944

Día terrible. Frau Geertrui ha regresado y quiere recuperar a toda costa el cuerpo de su hijo muerto. Menudo error, dar un espectáculo delante de todo el *Heim*. ¿De verdad ya no tiene nada que perder? Me da una lástima terrible.

La única cosa buena, la carta de mamá del lunes 23 en la que me anuncia que a papá lo han eximido de ir al frente, los agricultores de su edad deben quedarse en el campo. A pesar de que papá no ha dicho nada, mamá supone que el examinador se dio cuenta, además, de que ve muy mal, cada vez peor. Después del examen estaba enfadado y más taciturno de lo habitual. En cuanto a mamá, apenas puede ocultar su alivio.

CARTA DE LA SCHWESTER HELGA A LA SCHWESTER JUTTA, HOSPITAL DE BRANDENBURG-GÖRDEN

27 de octubre de 1944

Liebe Jutta:

¿Cómo estás? Te escribo aún desde el Heim Hochland, ¡donde ya llevo más de un año! Es una suerte poder trabajar aquí, en un marco idílico.

Tengo que plantearte una cuestión delicada. ¿Has seguido el expediente del niño Jürgen Weiss, que pertenecía a nuestro hogar? El doctor Ebner sospechó que padecía una enfermedad congénita y os lo envió. Su madre, una de nuestras internas, está muy afectada por su desaparición. Le gustaría enterrar el cuerpo. Supongo que la pregunta es inusual, puede que incluso esté fuera de lugar, pero, cuando estudiábamos, las dos soñamos con un mundo mejor en el que el pueblo alemán pudiera encontrar el lugar que le corresponde. ¿Sabes que tuve ocasión de conocer a nuestro maravilloso Reichsführer *durante la Bendición del Nombre que celebramos en septiembre? Espero poder contártelo un día.*

¿Crees que los restos de ese niño podrían ser devueltos a la paciente?

¿Y tú, qué es de ti? Espero tener noticias tuyas muy pronto.
Un abrazo,
Heil Hitler,

Helga

DIARIO DE LA SCHWESTER HELGA

Heim Hochland, 28 de octubre de 1944

Frau Geertrui ha debido de hablar de mí. De no ser así, no entiendo el cambio de actitud del doctor. A pesar de que no me ha dicho nada, esta mañana me preguntó sonriendo cómo estaba, y no se refería solamente a mi bienestar ni a mi salud. Además, quiso saber si me gusta mi profesión. Si estaba contenta de trabajar aquí, con los niños y sus madres, y esos son temas sobre los que ya hemos hablado a menudo. Y, casualmente, todo eso al día siguiente del regreso de Frau Geertrui y el alboroto que causó. O quizás sea que se me ve en la cara el cansancio que siento. Desde que recibimos la tarjeta postal de Brandenburg-Görden me siento extenuada.

Después, el doctor empezó a dictarme el informe que hay que añadir al expediente de Frau Geertrui. La describió como una persona inestable, con ascendientes alcohólicos. Tiene, sin duda, tendencias (¡esa palabra me estremeció!) maniaco-depresivas. La ha remitido al doctor Schmidt, que se encuentra en Ingolstaadt, para que este lleve a cabo una valoración más completa.

Me arrepiento amargamente de tanta debilidad. El pequeño Jürgen se habría convertido en uno de esos niños deformados por una mente enferma. ¿Era viable? En opinión de todos, incluida su madre, esa muerte misericordiosa, rápida y sin sufrimiento fue buena. Sin duda, era guapo (pero por cuánto tiempo) y su cara no manifestaba nada inquietante (todavía), pero, según pude ver con mis propios ojos, no era normal, le costaba alimentarse, tenía el cuerpo tan blando como una muñeca de trapo. Imagino que en Brandenburg-Görden lo examinaron con detenimiento. Me digo, y este punto me resulta extrañamente difícil, que, sin duda, siguen examinándolo. Puede que fuera mejor que ese niño muriera, pero deberían haberle devuelto el cuerpo a su madre para que no sufriera tanto. Aunque, al mismo tiempo, no puedo por menos que reprochar a Frau Geertrui el espectáculo que dio en el *Heim,* es cierto que está angustiada, pero fue una tontería buscarse tantos problemas añadidos para nada. A saber qué significa el diagnóstico de tendencia maniaco-depresiva y cuáles pueden ser las consecuencias. Sí, en este momento siento rabia. Lo siento por Frau Geertrui. Debería haber sufrido en silencio.

Jürgen no era viable.

Renée

El impulso hacia la libertad siempre es jubiloso. Renée ya experimentó algo de esa alegría brutal cuando subió al tren que la iba a llevar a Alemania, como si el mero hecho de alejarse resolviera el problema, como si huyendo suprimiera aquello de lo que huía. Siempre hay entusiasmo al avanzar, incluso cuando se desconoce el destino. Renée sale del *Heim* y enfila el sendero que rodea el estanque. Después lo abandona en el mismo punto donde suele desviarse. Esta vez no deja nada de pan encima de la piedra. En el bolsillo de su vestido, envuelta en una servilleta, lleva una rebanada grande untada de mantequilla, crujiente, con la miga blanda. El aroma del pan fresco se extiende a través de la tela. «Perdón», murmura la joven mientras deja atrás la gran caja de madera sin poner nada en ella.

En lugar de regresar al sendero, como los demás días, Renée atraviesa el pequeño bosque, cruza el campo; el sol arroja una luz blanca sobre su piel, ninguna sombra. La joven hace visera con una mano sobre los ojos, apenas logra ver nada. Camina a paso ligero por un surco, tratando de no estropear los cultivos ni de dejar huellas. De cuando en cuando mira hacia el *Heim*, donde nada se mueve. El paso es lento, el corazón le late acelerado. ¿Es aún excitación o se trata ya de inquietud? Bordea la finca unos quinientos metros. Luego emboca la Münchener Strasse, la carretera de Múnich. A continuación sigue todo recto. Pronto será mediodía, Renée aprieta el paso.

Anda casi una hora. En un cruce aparece un carro tirado por un caballo. Un campesino viejo está sentado delante, «*Grüss Gott*», unos mechones rubios y sucios sobresalen de una gorra marrón, tiene la piel enrojecida como si se hubiera quemado con el sol. Renée lo saluda con una inclinación de cabeza. De la frase que le grita el hombre, comprende la palabra *München* y responde «*Ja*». Con un ademán de la mano, el campesino le dice que suba detrás. La joven salta como un gato, se sienta apoyándose en unos grandes sacos de yute que huelen a manzana y entre unas cestas llenas de coles. La luz la deslumbra, le llena los ojos y la cabeza; cierra los párpados. Ciega, se tapa la cara con las manos y vuelve a mirar poco a poco. El calor, excepcional para la estación, le funde las pupilas, le calienta los huesos. Se levanta un poco la falda para sentir más cerca el sol en los tobillos y en los pies, a través del cuero de los zapatos. Se siente arder. Zarandeada ligeramente en el carro. Respira.

Y, justo en el momento en que deja de pensar, en que se ve transportada por completo hacia el cielo y la gran luz, a Renée le falla la respiración. Una molestia, como si el pecho la oprimiera; aunque lo cierto es que no le oprime ni le molesta nada, salvo la idea de que no tiene ningún lugar adonde ir. De que ha perdido el único lugar del mundo donde la querían. Sufre al recordar el viaje rumbo a París y Lamorlaye, el hambre, el miedo, y cómo se sentía desnuda sin pelo, desnuda y extraviada, con el cráneo mal disimulado bajo una pañoleta que, en realidad, era un pedazo de camisa masculina. Y por la noche había dormido en una estación, al amparo de una sombra, estremeciéndose al menor ruido, tiritando a pesar de que estaban en verano. En la parte inferior de la espalda, las sacudidas del camino; en la médula, cada piedra bajo las ruedas. Se acuerda del traqueteo de la carreta donde la pasearon por Esquay-Notre-Dame y confía en que Alemania invada de nuevo esa ciudad, la bombardee y la arrase por completo, piedras derribadas, polvo;

y que los hombres y mujeres que la esquilaron como a una oveja en primavera coman ese polvo. La cara menuda de Renée se crispa como si estuviera conteniendo un golpe a duras penas, y no tiembla a causa del sol ni del dolor.

Alemania es su única oportunidad. A medida que se aleja, va aplacándose la cólera y aumenta la angustia. ¿No se está comportando como una niña impaciente? ¿No tiene Artur todas las excusas? Hace una mueca de dolor al pensar que puede estar muerto o herido. Está vivo, vivo, y se enfadará con ella por haberse escapado así, y por haber cometido la locura de ir a buscarlo donde no está. Hay que esperar.

Ahora Renée está pegada al saco, que le rasca la espalda a través de la ropa. Siente algo de frío, como si tuviera un poco de fiebre. El fuerte olor que despiden las manzanas y las coles, dilatado por el calor, le produce arcadas. El traqueteo ha agujereado sin duda la fruta, ha marchitado y roto las hojas y hecho brotar su líquido vegetal y nauseabundo, que ya está fermentando.

Renée salta de la carreta en marcha, grita *«Grüss Gott»*. El viejo saca entonces una manzana del saco que tiene a su espalda y se la tira, *«Grüss Gott, mein Kind»*. La joven muerde el fruto, entorna los ojos, está ácido. Le viene a la mente el sabor de las manzanas verdes, grandes como piedras, con la piel fina y la pulpa dura, que recogía cuando era niña; se ponía enferma de tanto mordisquearlas. Siente náuseas, en su nariz perdura el hedor de las coles podridas. Mira la Münchener Strasse, que ahora debe recorrer en sentido inverso durante al menos media hora, puede que una, antes de llegar a los campos que están en la parte de atrás del *Heim*. Renée suspira. Echa a andar.

Deslumbrada por el largo camino, seco, arenoso, que refleja la luz. Los zapatos cubiertos de polvo gris. El vestido claro también empieza a sufrir los efectos. Pasa un vehículo militar, Renée se aparta del camino y se aleja con inquietud. Aprieta el paso.

Cuando llega a las primeras casas del pueblo, Renée se desvía, deja el camino para atravesar los campos. Se cruza con tres mujeres que están sembrando, una joven y dos de más edad. Las lugareñas se paran y se vuelven hacia ella. Una de las mayores, de pelo pajizo, complexión grande, casi masculina, se dirige a ella alzando la voz. Renée comprende *Hunger*, hambre; comprende *Hure*, puta, y comprende *Heim*. Entiende que no tiene derecho a estar aquí, en medio de ese campo. Acelera el paso para dejarlas atrás. La mujer que acaba de hablar suelta el borde de su delantal, las semillas caen al suelo con un rumor de lluvia. Agarra un brazo de Renée, quien la rechaza con violencia. Las otras dos mujeres se acercan. La primera aferra de nuevo a Renée y empieza a gritarle, repite las mismas palabras una y otra vez, Renée se revuelve. Entonces, la mujer le da una bofetada. A pesar de ser más menuda, Renée es también más rápida y le devuelve el golpe. Las campesinas empiezan a asestarle patadas y puñetazos, la más joven vocifera cosas incomprensibles pero dolorosas, y Renée, tras perder el equilibrio, yace en el suelo encogida.

De repente una grita: «*Achtung*», cuidado, y las tres se esfuman, alzan el vuelo como aves de presa. Renée, que sigue en el suelo, no oye siquiera el ruido de los pasos. Un soldado la levanta, el vehículo militar que la joven vio pasar hace un rato está parado en el camino. Su compañero, del que Renée solo puede ver la espalda, corre hacia la granja que está en las inmediaciones, sin duda para buscar a las campesinas.

El soldado quiere ayudarla a caminar y Renée lo deja hacer, se apoya en él. El militar le habla, ella no contesta. El hombre es joven, con la cara enjuta, Renée siente sus músculos a través de su chaqueta, en el aire flota un aroma a espuma de afeitar que la incita a pegarse aún más a él. El soldado la agarra por la cintura, le pasa una mano por la espalda, le roza los pechos y, cuando la yergue, el aliento le huele un poco a tabaco. Le toca el labio sangrante. Le habla, pero ella no entiende nada, solo percibe la vibración de la caja torácica del joven cada vez que dice una palabra, su respiración e incluso los latidos de su corazón. A Renée le duele todo y le gustaría permanecer ahí para siempre, entre sus brazos. Hunde la cara en la chaqueta del soldado. Cierra los ojos, llora.

Marek

Hoy no hay nada, solo la hierba y el cielo vacío en lo alto. De un azul doloroso. ¿Ha llegado más tarde de lo habitual, demasiado tarde? Nada que disputar a los cuervos; un día, uno se arrojó sobre Marek, que logró protegerse los ojos, no así el pan cortado. Hoy solo hay hierba, ni una sola miga. A Marek le cuesta abrir la tapa de madera, el dolor le agarrota los dedos. Siente elevarse de inmediato el suave calor de la descomposición. El olor azucarado a podredumbre y a humus, a tierra sin desbrozar. En la superficie, mondas, insectos corriendo, cucarachas, cochinillas. Marek coge las peladuras, las limpia con los dedos y se mete dos puñados abundantes en los bolsillos. Vuelve a hundir las manos en la caja de madera, coge más, les quita el polvo, se lleva a la boca una buena cantidad, casi un puñado entero, y las engulle a la vez que echa a andar apretando el paso. Se traga los restos vegetales casi sin masticarlos, como si se los bebiera. De hecho, también está muerto de sed. Escruta por todas partes con los ojos bien abiertos; al no pestañear, ve mejor y divisa el peligro a lo lejos. Devora las peladuras que le quedan en la mano derecha, un pedazo de troncho cae al suelo, Marek lo mira con pesar, pero no lo recoge, avanza casi corriendo. Un sabor a tierra y a fruta y a moho, una consistencia a la vez demasiado blanda y fibrosa. Siente náuseas, pero, aun así, querría seguir comiendo.

Llega a una superficie de hormigón rectangular donde se erige el esqueleto de una construcción enorme. A un lado, montones de tablas de pino. Un prisionero está cortando una, que ha puesto encima de dos caballetes. Alza la mirada hacia el hombre que regresa, la baja, no ha visto nada. Otros trabajan en la estructura de una pared. Marek trata de aplacar su respiración agitada, deja de masticar, a pesar de que aún tiene la boca llena. Agarra varias tablas, demasiadas, para simular que no se ha ido, que trabaja y que lo hace rápido; el nerviosismo aumenta sus fuerzas. Deja la madera cerca de la estructura y, acto seguido, coge una caja de clavos y un martillo. Se pone manos a la obra. Se siente un poco mejor cuando se acuclilla para golpear, concentrado hasta el punto de sentir mareo. Se excede para que no se note que ha hecho menos que sus compañeros. El joven SS que los vigila aún no ha vuelto, los demás prisioneros no dirán nada, pero debe borrar cuanto antes todo rastro de su escapada y del retraso que lleva en su tarea. Lógicamente, su ausencia no puede haber durado más de unos minutos, pero él los percibe dilatados, como si hubieran sido varias horas. Marek chupa los pedazos vegetales que siguen llenándole la boca. Así se tranquiliza. Lo que siente contra los dientes y la lengua debe de ser el tallo o el rabillo de una manzana; lo tritura poco a poco con las muelas, moviendo apenas la mandíbula de izquierda a derecha. En el tallo debe de haber algo que nutra, puede que savia, y que salve. A pesar de que sigue sudando, tiene las manos heladas. Se traga el tallo del fruto.

Este se le queda atravesado un buen rato en la garganta. De vez en cuando, Marek saca una mondadura de un bolsillo y se la mete en la boca. Así aplaca también la sed. Le duele la barriga, es un dolor agudo, el hambre, desde luego, o las pieles crudas, que son demasiado duras para el estómago. El olor a hormigón fresco y a serrín distraen su atención, apenas siente ya el sabor terroso y metálico que no ha dejado de mascar sin tener nada en la boca.

Oye una voz que grita «*Verdammt!*», ¡maldita sea!, pero no alza la mirada. Solo intenta acelerar el ritmo. Al igual que todos los barracones que han levantado, el que están construyendo tiene doce metros y medio por cuarenta y dos y medio. Cuando Marek llegó, ya habían construido dos destinados a los archivos y al economato, después levantaron otros tres para el *Heim,* quedan tres más por hacer: en primavera deberá haber ocho en total, según les ha explicado Sauter.

Marek conoce de sobra el barracón ya terminado donde guardan la ropa, porque con cierta regularidad deben llevar hasta allí los cargamentos que llegan a la estación. En ellos no hay solo vestidos, sino también productos para la higiene, apósitos. Muebles para niños. Desde que encontró la carta en un abrigo, Marek le dice a Pierre que es el «guardarropa de las mujeres muertas». La misiva procede del gueto de Sosnowiec, lleva la fecha del 21 de junio de 1943 y la firma una tal Jana.

Querida mami:

Te escribo rápidamente unas líneas porque mañana nos vamos a trabajar a Alemania y necesito prepararlo todo. ¡Solo tenemos derecho a coger una maleta! No sé qué elegir, hace dos días que no duermo. Además, estoy angustiada. Para poder llevarme todo lo posible, voy a ponerme varias capas de ropa encima ¡en junio! También tu precioso abrigo de marta cibelina, del que no quiero separarme nunca porque me trae buena suerte. No pienso quitármelo aunque me muera de calor, porque si lo metiera en la maleta, ocuparía todo el espacio. Ya he cosido las joyas en el vestido que voy a llevar mañana, demasiado bonito para viajar, el azul de seda salvaje, ya sabes cuál. Hemos perdido ya muchas cosas, ¿cuántas más vamos a perder? Deberíamos haberte escuchado, mamá, y habernos ido contigo a Ginebra. No sabes cuánto te echo de menos, hace mucho tiempo que no sabemos nada de ti.

Józef dice que no hay nada que temer; que, dado que no hemos hecho nada, no puede ocurrirnos nada. Es cierto que, con respecto al gueto, la situación solo puede mejorar. No siento tener que marcharme de él, ¡pero no consigo acabar de hacer el equipaje! Me vuelvo a nuestras dos maletas, ¡las he hecho, deshecho y vuelto a hacer un sinfín de veces desde ayer! Si me vieras, me regañarías.

Mañana tendré una dirección nueva que escribir en el reverso del sobre y te enviaré una carta en cuanto llegue.

¡Un abrazo enorme!

Jana

En el reverso del sobre no aparece ninguna dirección.

Jana. De ella solo queda esta carta que jamás llegó a enviar, que quedó olvidada en el abrigo que le arrancaron, le robaron o que extravió. Y el abrigo de piel que pierde pelo. ¿Dónde está Jana? Marek ha escondido la misiva cerca de la caja de madera, entre las dos grandes piedras que ha apilado y que deberían protegerla de la humedad. Suelen registrar su dormitorio y es necesario que la carta llegue a su destino, que la señora Kowalczyk la reciba en Ginebra.

La boca de Marek está vacía, al igual que sus bolsillos; cuando chupa el interior de sus mejillas, le queda en la lengua un sabor a tierra, a vegetal digerido ya a medias por los gusanos.

¿Dónde está Wanda?

Helga

Brandenburg-Görden, 4 de noviembre de 1944

Liebe Helga:

No sabes cuánto me alegra tener noticias tuyas, aunque en tu última carta me das pocas, ¡es tan breve! Cuéntame todo sobre nuestro Heim Hochland. Una amiga, Elsa Widerin, dio a luz ahí hace unos meses, ¡me envió una tarjeta postal de ensueño! La pegué en la pared de mi cuarto de interna de Görden. ¿Sabes que me encantaría que me trasladaran a uno de nuestros hogares? Por desgracia, no creo que tenga pronto esa oportunidad.

Recuerdo perfectamente al niño de esa mujer, Jürgen Weiss. Mostraba numerosos signos de degeneración. El profesor Heinze lo recibió en persona cuando llegó y lo examinó durante casi una semana. Asistí al paciente durante la desinfección misericordiosa. Puedes estar tranquila. Mientras le daba de beber el remedio, lo tuve entre mis brazos con mucho cuidado y hasta ternura. Siempre los cojo así en esos momentos. Además, la morfina impide que sufran. Ninguno de nosotros quiere que padezcan inútilmente. En cualquier caso, sabes de sobra qué habría sido de él. Piensa en la tristeza que habría experimentado su madre si hubiera crecido. En cuanto a su cuerpo, hace mucho tiempo que está en el laboratorio del hospital. Sin duda, no queda ya nada de él; nada distinguible, en todo caso. Sea como fuere, no puedo entrar ahí.

Tu pregunta me asombra. ¿Has informado, al menos, al doctor Ebner? Te lo ruego, liebe *Helga, nada de debilidad culpable. Yo también recuerdo los años de la escuela de enfermería y aún más el tiempo que pasamos juntas en el* Bund Deutscher Mädel. *¿Sabes que sigo tarareando las melodías que cantábamos alrededor del fuego de campamento? Además, en los bailes folclóricos éramos las mejores, ninguna* Mädel *nos llegaba a la suela del zapato, aunque tú eras la más airosa de las dos.*

Es mejor que el bebé haya muerto y también que su madre lo recuerde como un niño agraciado y no como el monstruo en que se habría convertido. Por otra parte, dentro de poco ya no nacerán niños así, sabes tan bien como yo que en unas cuantas generaciones nuestra raza será de nuevo rein, *pura. Dile a tu interna que olvide lo sucedido cuanto antes y que, en caso de que sea posible, tenga más hijos* gültig, *válidos, para mayor gloria de nuestro* Reich.

Viele Grüsse und immer,
Heil Hitler!

Deine Jutta

Heim Hochland, Steinhöring, 8 de noviembre de 1944

Liebe Frau Geertrui:

Tras haber efectuado la gestión que le prometí, lamento tener que comunicarle que no podemos devolverle el cuerpo de Jürgen. Estoy convencida de que es mejor así. Hay que dejar el menor rastro posible de la desgracia que ha padecido. Es usted una persona joven y lo mejor que puede pensar es que todo esto nunca sucedió de verdad o que no fue realmente así.

Le deseo que tenga valor.
Heil Hitler!

Helga

Renée

El hombre la lleva como si fuera una mujer desmayada o una recién casada. Renée tiene los ojos cerrados y una mano posada cerca del cuello de él; siente que el calor de la piel del soldado atraviesa su chaqueta y se mezcla con la tibieza de la piel de ella. Cuando oye la voz del médico no abre los ojos, unos brazos la rodean, la levantan, la extienden sobre la camilla. Renée se aferra a la manga del soldado, lo escruta. Cobarde.

El militar abandona la sala sin mirarla ni decirle una palabra, solo un «*Heil Hitler!*» dirigido al médico.

Renée vuelve a quedarse sola. Le cuesta respirar, tiene la garganta atascada, el aire apenas puede pasar, se detiene antes de llegar a los pulmones, que se han vuelto minúsculos. La barriga ocupa todo el espacio, hasta el esternón; Renée está encerrada ahí, ya no hay salida. De repente, siente una contracción dolorosa que la obliga a doblarse sobre un útero tan duro como una piedra.

Una mano en el bajo vientre, la voz del médico hablando en francés: «Inspire, el aire desciende hacia mi mano, espire, otra vez, inspire hasta alcanzar mi mano, espire». El dolor se va aplacando poco a poco, el útero se relaja, Renée respira. Abre los ojos. Techo blanco, completamente nuevo, una grieta que recuerda a una lagartija. El médico le dice algo en alemán a la enfermera, la Oberschwester Margot, que se acerca a ella y empieza a desabrocharle el vestido con brutalidad, ojos furiosos, una sombra de bigote.

La Schwester Helga aparece en el hueco de la puerta, pero el médico le da a entender con un ademán que no la necesita. Renée habría dado lo que fuera para que se quedara, así se habría sentido menos asustada. Hace una semana, en la velada de baile folclórico, le enseñó un paso normando a la joven alemana, quien se prestó con gracia al ejercicio, y las dos se rieron juntas. Renée mira la puerta que se ha cerrado tras la mujer a la que, en su gran soledad, considera una amiga.

El médico le pasa el estetoscopio justo por debajo del ombligo. Renée comprende las palabras *«Kind»*, niño, y *«gut»*, bien. Sabe que el corazón del bebé late muy deprisa, es casi una vibración. Hace unos días percibió incluso un movimiento bajo la palma de la mano, a la altura del abdomen, una pequeña ola, «la del principio», le dijo Frau Inge. Con la punta de los dedos se toca el ojo hinchado y el labio partido, que sigue sangrando.

La Schwester Margot coge un frasco de alcohol, empapa un pedazo de algodón y se lo pasa con brusquedad por las heridas, por las piernas, por el labio, donde aprieta con fuerza. Renée suelta un minúsculo alarido de dolor y sorpresa. «Lo está haciendo adrede.» La enfermera pasa también el algodón por el ojo amoratado y la joven se lo tapa enseguida con las dos manos; arde como si le hubieran echado ácido. No grita, se presiona el ojo, no volverá a ver. Se retuerce sobre la camilla apretando los dientes.

Se abre la puerta. El dolor que siente es tal que Renée no mira enseguida al hombre uniformado.

—*Guten Abend, Max* —dice el doctor.

—*Guten Abend, Herr Sollmann* —dice la enfermera.

A continuación, este saluda también a la Schwester Margot y al médico, al que llama Gregor. Renée lo vio durante la ceremonia, pelo oscuro peinado hacia atrás, unos cuarenta años; ha oído que las internas lo llaman *der schöne Max,* Max el guapo.

Entonces se vuelve hacia Renée, quien, por reflejo, se incorpora enseguida sin destaparse el ojo, sudando de dolor; en ese momento solo es ese ojo ciego y ardiente.

—¿Por qué salió del *Heim?* —le pregunta en un francés perfecto.

—Fui a dar un paseo. —Voz fina, exigua.

Renée sabe perfectamente que está prohibido abandonar el recinto de la finca.

Max Sollmann saca entonces un sobre de la carpeta que lleva bajo el brazo.

—¿De dónde procede esta carta?

Renée entorna los ojos, no tiene valor para creérselo.

—¿Es una carta de Artur Feuerbach?

—Es una carta de una judía polaca. ¿Qué relación tiene con ella?

La joven no responde, él prosigue:

—Su compañera de dormitorio la encontró escondida entre dos piedras, en un lugar por el que, según dice, pasa usted varias veces al día, al fondo del jardín, cerca del compostador. Asegura que se comporta usted de forma sospechosa. —La mira por un instante y, dado que Renée no contesta, continúa—: ¿Con quién se encuentra usted en ese sitio?

—Con nadie. No veo a nadie. Solo paseo, eso es todo —responde casi gritando.

Max Sollmann se vuelve entonces hacia el médico. Renée no entiende lo que dicen, solo la palabra *Französin,* francesa. El médico responde y ella comprende *isolieren,* aislar. Después, Sollmann sale y la *Oberschwester* se dirige al doctor con tono desabrido. Esta vez, Renée distingue *Spion.* ¿Espía? La joven se tensa. Se vuelve hacia un lado, como si esa posición la aliviara. «No debo gritar, si no, pensarán que soy culpable.» Aprieta las piernas, enrosca los pies para deshacerse del dolor. No se atreve a abrir el ojo izquierdo herido, tal es el miedo a haberlo perdido, le llora sin parar, a diferencia del derecho, que permanece seco. «¿Qué harán los alemanes con una espía francesa en tiempos de guerra?»

Marek

Nada de pan. Tampoco está la carta. Ha desaparecido a pesar de que la escondió entre dos piedras. ¿En qué manos habrá caído? ¿Quién puede haberse dado cuenta de que alguien había movido las piedras? Mira alrededor, nadie.

Marek abre la caja de madera como si fuera a encontrar ahí la misiva extraviada. Patea las hojas secas que cubren el suelo alrededor, y se dispersan doradas, rojas, marrones, muertas. En breve negras. Negras, negras, negras, tierra, barro. Marek levanta otras piedras, pero nada. Se ha hecho tarde, no tiene nada que hacer ahí. Si recibe más golpes de Sauter, no sobrevivirá; si el fuego penetra de nuevo en sus heridas, él se adentrará en la muerte. Tiene que mantener la espalda cerrada. El corazón firme.

Hay que correr, correr, correr.

Ay, la carta.

La carta de una desaparecida a una exiliada. Para qué.

Cómo se aferraba a ella, sin embargo. A la idea de hacerla llegar a manos de su destinataria.

Marek trata de recordar. El nombre. La dirección. Ginebra. Calle de los... El nombre de la calle, Dios mío. La joven se llamaba Jana.

Trata de acordarse de la carta, pero solo ve el abrigo de pieles descomponiéndose entre sus dedos.

Quiere recuperar las palabras, las palabras exactas, porque

las frases se deshilachan en su memoria. Mami. La mujer morena con la melena infinita empezaba así, como una niña, mami. Marek piensa de repente en su madre, mamá, ay, mamá, si pudieras verme, y los ojos se le llenan de lágrimas, hace años que no llora, son lágrimas antiguas, que contuvo en la infancia. Qué voy a meter en la maleta diminuta, solo tenemos derecho a una maleta para ir a Alemania a trabajar. El amuleto de marta cibelina que llevaré encima mañana, encima de varias capas de ropa, jamás me separaré de este abrigo de pieles que me regalaste. Pero ocuparía todo el espacio de la maleta. No duermo porque tengo que hacer el equipaje y dejar el resto atrás. Mis vestidos bonitos. Todas mis cosas bonitas. Ya hemos perdido tantas cosas, ¿qué más vamos a perder? Józef dice que no debemos tener miedo, porque somos inocentes.

Pero deberíamos haberte escuchado. Haberte seguido. Estar contigo. Estar juntos.

Podíamos elegir.

Podía elegir. Podía elegir, oh, Dios mío.

Marek murmura: «Wanda», pero no piensa siquiera en ella, dado lo lejos que está.

Helga

Lunes 13 de noviembre de 1944, una mañana otoñal de color amarillo quemado, el cielo está algo nublado, el césped cargado de rocío. La primera a la que han ido a buscar ha sido a Helga, pero alrededor de Frau Geertrui, postrada, se afanan también la Schwester Margot y la Schwester Brigitte. Junto a la orilla, la interna tiene las venas arañadas y los ojos fijos en el estanque, como si fuera a tirarse a él. Por la muñeca derecha, que tiene vuelta hacia el cielo, pierde sangre con cada latido del corazón, pero ella no se ha vaciado, su corazón no se ha detenido y, cuando se despertó, la muñeca izquierda ya no sangraba.

—Llegó anoche, quizás ya por la tarde —dice la Schwester Margot.

—Sin duda, *Oberschwester,* creo que tiene hipotermia —responde Helga—. Frau Geertrui, llegó anoche, ¿verdad? ¿Puede andar, por favor? ¿Ponerse de pie, al menos?

Pero, por más que Helga se dirige a ella, Frau Geertrui no le responde. Está absorta viendo caer las gotas de sangre, mirando fijamente las mangas destrozadas de su camisa, parece sorprenderse, toda esa sangre y nada, ¿cuánta hace falta para morir? Pensando en quitarse la vida, solo ha conseguido quedarse dormida. «Despierte, Frau Geertrui, se lo ruego.» Y entonces, Frau Geertrui se levanta, quizás para huir, pero es demasiado tarde, se desploma, eso es todo.

La Schwester Margot y el SS de la garita, un joven de pelo castaño con mejillas de bebé, ayudan a Helga a llevar a Frau Geertrui al *Heim*. La mujer deja la hierba roja tras de sí, como si las flores se hubieran desteñido. En el corsé y la falda parece que haya ocurrido una carnicería, al igual que en las manos, y la mujer sigue sangrando suavemente por la piel blanquísima, como una porcelana agrietada que rezumase. Un bonito jarrón resquebrajado que ya no retiene nada.

Antes de que entren, el doctor Ebner llega corriendo hasta ellos, pone los dedos índice y corazón extendidos sobre el cuello de la joven y los apoya en la yugular; después, con los mismos dedos, le sube un párpado dejando a la vista el ojo en blanco. Con aire pensativo, pide que la lleven al pequeño cuarto de la planta baja, luego irá a examinarla. La Schwester Margot farfulla que el médico es demasiado bueno. Tiene mugre bajo las uñas de la mano izquierda, que rodea la cintura de Frau Geertrui.

Instalan a Frau Geertrui en la habitación que tiene el grifo estropeado, donde la interna pasó su última noche en el *Heim*. Lo primero que impresiona a Helga es el olor. El hedor a leche agria a pesar de que han cambiado las sábanas. Es evidente que la leche ha impregnado la ropa de cama o que una ínfima bruma láctea se ha depositado en las paredes o en el suelo, y que persiste a pesar de que hayan limpiado. Olor a mantequilla agria, a heno caliente y, de nuevo, tan deprisa, a cerrado. Helga siente que se le revuelve el estómago, el cuarto emana algo viejo y muerto. La enfermera abre el ventanal, como la última vez, tiene la impresión de revivir la misma escena, el mismo momento. ¿Sentirá también Frau Geertrui el brutal aroma del pasado? La mujer está acostada boca arriba, nada se mueve en ella, salvo el temblor de sus párpados.

Un estremecimiento en sus labios, que se entreabren, se cierran, se entreabren. Frau Geertrui dice que la última vez que estuvo en ese cuarto era feliz porque Jürgen estaba con ella. De repente, la invade una nostalgia sofocante. A pesar de ello, Helga la recuerda inclinada sobre su hijo, llorando, los ojos dos fisuras grises y rojas en su bonita cara. La desgracia de la víspera puede convertirse entonces en la felicidad del mañana, pero así es un pozo sin fondo donde es posible hundirse cada vez más. La idea más aproximada de lo que puede ser el infinito la da, sin duda, la desdicha. Helga le responde que tiene que reponerse: «Pasará, la tristeza pasa siempre; debe pensar sobre todo en las consecuencias de sus actos». Sentada en el borde de la cama de su paciente, la enfermera le desinfecta los cortes, piensa que las hendiduras de sus ojos son reemplazadas por otras dos, las de sus pobres muñecas, que ella sutura. La piel es un tejido cuya fibra sutil ha sido cortada y ahora hay que recoserla. Acto seguido, la venda sin decir nada. Ha dejado de sangrar. La linfa, mezclada con un resto de hemoglobina, supura ahora por las dos heridas, manchando al instante de amarillo la venda.

El aire claro de la mañana envuelve la habitación, el día es especialmente bonito.

—Hace un día magnífico —dice Helga como si pretendiese que la mujer comprendiera su error.

Frau Geertrui parpadea con dificultad.

—Los días magníficos son los peores, porque Jürgen jamás los conocerá.

Sus palabras empiezan a fluir también. Jürgen solo conoció unos pocos días magníficos, diecisiete *ganz genau,* diecisiete días exactamente, diez horas y unos cuantos minutos, en los que vivió entre sus brazos, sin apenas abrir los ojos. Vivió envuelto en su olor y su balanceo, y sonreía mientras soñaba. Más tarde se lo arrebataron y murió enfermo y lejos de ella.

Frau Geertrui dice que, con toda la sangre que vierte desde el parto, con el sangrado menstrual abundante, es como si estuviera perdiendo la de Jürgen, como si él siguiera muriendo en ella. Dice que por ese motivo se sintió aliviada al ver sangrar sus muñecas, porque Jürgen no iba a seguir perdiendo la sangre que manaba por ellas; se sintió dichosa de sacrificarse por él y de ir a su encuentro. «Era feliz y la felicidad se me escapó, agua que se escurre entre los dedos, agua que nada puede retener, nada.»

Helga no responde, querría que se callara y posa un índice sobre los labios de la mujer. Dice:

—¿Y si el momento presente se convirtiera en algo que usted llamará felicidad mañana?

Frau Geertrui emite una risita seca, qué más le da el «mañana». Explica que le resulta insoportable ver a otros bebés, oír los gritos de los recién nacidos, que eso le parte el corazón, tiene la impresión de reconocer, de oír al suyo, al que jamás volverá a ver ni a abrazar. Está muerto, se ha ido, y ese hecho le causa tal dolor que experimenta una especie de vértigo, el vacío la envuelve. Frau Geertrui detesta a esas mujeres, que tienen derecho a ser madres; detesta a los bebés, que tienen derecho a vivir; a pesar de que el suyo era más guapo, más bueno, y de que ella lo quería más que todas esas *Dirnen,* esas prostitutas, esas mujeres sin corazón que abandonan a sus hijos en la guardería del *Heim.*

Frau Geertrui dice que está obsesionada por el cadáver de su hijo, por su peso, por el color de su piel, por el aspecto de su cara. Que lo más duro es no poder dejar de imaginarse el cuerpo de Jürgen, ese cuerpo dañado, se pregunta qué habrá sido de él. Lo ve pudriéndose, en carne viva. Murmura esas cosas con aire aterrorizado. Dice que la última vez que entró en una carnicería se sintió mal, que la visión y el olor de la carne la ponen físicamente enferma, la carne, los huesos, los nervios; imagina a Jürgen abierto en canal, se lo imagina ensangrentado. Lo ve entre los restos orgánicos, se despierta sobresaltada por la noche porque lo ve arder en sueños. Vislumbra los huesos menudos, el cráneo pequeño, los restos diminutos. Se pregunta dónde estarán.

Intenta recuperar el peso de su hijo en cada objeto que levanta, pesaba tres kilos cuatrocientos gramos, al final menos, cuando se lo quitaron, solo pesaba tres kilos y poco más. Cada vez que coge un paquete de azúcar, de harina o de lo que sea, piensa en él, en lo que pesaba entre sus manos y sus brazos, en la sensación que le producía ese peso. Y se pregunta cuánto pesará ahora, qué pesará lo que queda de él. Esa idea la obsesiona, no piensa en otra cosa y, por descontado, no se lo dice a nadie. La Schwester Helga es la primera, la única con la que habla. Porque Jürgen ya no existe para nadie; solo para ella y para Helga, que lo conoció, que incluso lo sostuvo en brazos y le cantó nanas. Por eso le gusta tanto su compañía. Ella es lo que le queda de Jürgen y este lugar es la casa efímera de su hijo. Que, para ella, se parece más a un cementerio. No quiere irse.

Cuando Frau Geertrui ve un niño, un pedazo de carne, un hueso de pollo o una gota de sangre, sufre físicamente, siente náuseas y le cuesta respirar; sufre cuando transporta un objeto cuyo peso se aproxima al de Jürgen, entonces se convierte en algo insoportable, se ahoga. Por eso no va a poder vivir. Por eso debe enterrarlo: para dejar de verlo y reconocerlo al mismo tiempo en cada niño y en cada residuo animal. Y para que él deje una huella en alguna parte, un rastro material en este mundo. Frau Geertrui quiere una tumba para él, un lugar donde poder poner una flor; quiere el nombre de Jürgen grabado en la piedra, el nombre que solo ella conoce y que algunas *Schwestern* ya están olvidando.

Frau Geertrui recuerda a la enfermera que se llevó a Jürgen sin mirarlo siquiera. La berlina negra alejándose. La berlina era un coche fúnebre, era el ataúd de su hijo que metían en la tierra, solo quedará el vehículo negro lacado. Y, hasta que no le devuelvan el cuerpo de Jürgen, su vientre será la única tumba, «debe de quedar algo de él ahí, en esa sangre que sigo perdiendo, algo en las marcas de mi barriga». «Mi vientre es una tumba», dice.

Frau Geertrui dice que su hijo no conocerá la nieve ni las estaciones ni el amor. No sentirá la lluvia en la cara. No verá el mar ni los bosques, no sentirá jamás la tierra bajo sus pies, sus piececitos, que no llegaron a tocar el suelo, su bebé nunca caminará. Sus ojos están abiertos a un cielo que no puede ver, sus ojos de color antracita se volverán negros, luego se convertirán en unas concavidades, luego en unos agujeros, luego en nada. Eso dice ella: luego en nada.

La cólera de Helga ha dejado paso a otro sentimiento o, mejor dicho, a una sensación desagradable que no alcanza a definir. Sale de la habitación casi corriendo, con alivio, con el deseo de huir lejos de un dolor tan inmenso que le resulta repugnante, y de todas esas palabras, los detalles de ese sufrimiento le parecen obscenos, como sucede con los enfermos que sufren hasta tal punto que se ensucian sin que eso les preocupe ya. A pesar de que nada de lo corporal asusta a Helga, no soporta la manera en que Frau Geertrui habla sobre ello. Su desesperación mancha todo, estropea todo, arroja sombras sobre su alborozo y su alegría de vivir. La presencia, la mera existencia de esa mujer, causan en Helga una mezcla de piedad, repulsión y cólera sin que ella sepa a ciencia cierta la proporción que corresponde a cada sentimiento.

Tras regresar a la sala de los recién nacidos, y aunque la tarea no forma parte de las ocupaciones que tiene asignadas, ayuda a la Schwester Anna a limpiar los pequeños ombligos y a cambiar el vendaje que los niños llevan alrededor de la barriga durante varios días. Sus gritos le parecen refrescantes, Helga les dice palabras dulces, les canta, cambia los pañales a los que no consiguen conciliar el sueño. Les promete que sus mamaítas no tardarán en llegar y les cuenta que ya casi es la hora de comer.

Después baja a su despacho, ya que aún le quedan por mecanografiar varios informes manuscritos. El primero hace referencia a Frau Geertrui y hay que añadirlo a su expediente. Helga lo lee de seguido y el disgusto se vuelve a apoderar de ella, esta vez con más fuerza. El doctor Ebner menciona el intento de suicidio de Frau Geertrui y la describe como una mujer profundamente depresiva, motivo por el que Jürgen nació con una debilidad congénita. A continuación, la remite al doctor Schmidt para que la esterilice. Helga mecanografía el texto y luego añade la hoja al expediente. En la primera página, junto a la información general, el médico ha escrito con lápiz y ha subrayado: «Esterilización».

DIARIO DE LA SCHWESTER HELGA

Heim Hochland, 13 de noviembre de 1944

La carta que envié a Frau Geertrui, en la que le decía que no iba a poder recuperar el cuerpo de su hijo fue, sin duda, el motivo por el que esta decidió regresar al *Heim.* Ha intentado quitarse la vida.

No me siento feliz con lo que soy ni con aquello en lo que me he convertido, pero no logro dilucidar qué es exactamente lo que he hecho mal. Tampoco alcanzo a comprender por qué me siento tan inquieta desde que murió Jürgen. Tengo la impresión de haber cometido una traición. ¿He traicionado al doctor hablando demasiado con Frau Geertrui? ¿A mi país? ¿A mis ideales? ¿Me he traicionado a mí misma? No sé de dónde salen todas estas preguntas. La náusea espantosa que siento se debe, sin duda, a la fatiga, eso es todo.

He decidido dejar de hablar con las internas, evitar el contacto con ellas, dado que tengo una función que me permite hacerlo: no encariñarme con ellas bajo ningún concepto, no saber nada de sus vidas. Mi papel consiste en ayudar al doctor a preparar los expedientes. En asistirlo en las consultas cuando haga falta. En cuidar en caso de necesidad, sin más, y en obedecer. Desde que he adoptado esta decisión me siento mejor, mucho mejor. Me he repuesto.

Renée

Sola en una habitación en penumbra, con las cortinas cerradas. La oscuridad le alivia el ojo herido, que se irrita cuando la luz intensa le atraviesa el párpado. El ojo tumefacto, como arañado en la superficie a causa del alcohol. El dolor se ha aplacado, pero la inflamación persiste. Un ojo lleno de arena, lleno de tierra, lleno de barro cada vez más seco, que ella se sujeta con la palma de la mano como si fuera a caerse.

Renée casi no se atreve a moverse. Lleva dos días aquí, en esta habitación vacía, más pequeña que el resto y con los muebles desgastados. Sin un número en la puerta. Cuando la condujo a la habitación, la enfermera que le había curado el ojo le dio a entender que no le estaba permitido salir. Dos días. Una *Schwester* joven le lleva la comida sin decirle una palabra, a todas luces asustada, deja la bandeja encima del escritorio y escapa a toda prisa. La puerta no está cerrada con llave. Por eso Renée no quiere salir de aquí, porque, en caso de que lo haga, morirá. Fuera está la guerra. Fuera está el enemigo.

Nadie acude nunca a verla, ni siquiera Frau Inge. Renée solo se ha aventurado a salir al pasillo una vez. Vio la sombra de una *Schwester* y volvió a entrar enseguida, como una niña que sale de la cama sin permiso. Se acostó de nuevo y fingió que dormía, a pesar de que nadie fue a comprobarlo. Nadie va, ni siquiera para curarla. ¿Qué van a hacer con ella? ¿Y Artur? ¿Qué pensará de ella si la ve así, sospechosa de quién sabe qué crimen, a causa de una carta que no ha visto en su vida?

Fuera, Renée es el enemigo, dentro también. Esa gente no la quiere. La toleran por el niño que lleva en sus entrañas.

En la habitación de al lado, una mujer estuvo sollozando hasta altas horas de la noche. Renée la oía llorar a través de la pared. Paralizada. Se sentó en el borde de la cama, vacilante. Para qué ir allí. ¿Qué podía decirle? ¿De qué iba a poder hablar con esa alemana? Tan sola como ella. Renée no se levantó, escudriñó la oscuridad con el ojo derecho, tapándose el izquierdo con la palma, su ojo de sal y de arena seca. Luchó contra el deseo de hundir con más fuerza la palma, el puño en la órbita, un agujero negro rebosante de dolor. En el cuarto de al lado, el llanto se interrumpía a veces y luego se reiniciaba. Un mar de sollozos y lágrimas que ascendía, refluía, con un gemido casi animal. Al final se hizo de nuevo el silencio. Aún era de noche, pero ya había pájaros. Pájaros. Sin descorrer las cortinas, Renée abrió apenas la ventana, un par de dedos, para oírlos piar bien, para sentir mejor el despertar del día. Habría podido abrirla de par en par. Huir. En cambio, se tumbó de espaldas, cerró los ojos, se quitó la palma del párpado. Se adormeció. El sueño se ha convertido en su única felicidad, querría dormir eternamente. Se ha despertado por la mañana con el ruido de unas voces en la habitación de al lado. Una puerta que se cierra y luego nada. Ni un chirrido ni un suspiro. La alemana triste ha debido de marcharse.

Helga

El doctor Ebner está detrás de su escritorio, parece preocupado, pero sonríe como siempre, «Schwester Helga», dice. La invita a sentarse con un ademán, como si fuera una paciente. Un breve momento de indecisión, luego la enfermera se sienta. La hora también es inhabitual, ya es tarde, las internas están bordando en la sala común y se disponen a subir.

—*Liebe Schwester Helga.* Sabe mejor que nadie la agitación que hemos vivido en los últimos días, dos de nuestras internas han manifestado un comportamiento decepcionante. Pero si la he hecho venir tan tarde no es por esa razón, sino porque en este momento tenemos un grave problema en el *Heim*. Esta tarde nos hemos visto obligados a despedir a la Oberschwester Margot.

Helga abre desmesuradamente los ojos y se tapa la boca con una mano.

—Sí, como ya sabe, el trabajo de la Oberschwester Margot dejaba bastante que desear. Y varias de nuestras madres me hicieron llegar sus quejas. Recordará además la indiscreción que cometió respecto a la identidad del *Kindesvater,* el padre del hijo de una de ellas, cuando, como sabemos, debemos mantener ese dato en absoluto secreto. Varias internas escribieron incluso a nuestro *Reichsführer,* quien me pidió que hiciera averiguaciones sobre ella. Esta mañana hemos registrado las pertenencias de la Schwester Margot y hemos encontrado en su maleta las piezas de porcelana de Allach que desaparecieron de nuestros armarios hace unos meses.

Helga mueve despacio la cabeza a un lado y otro.

—Después de hablar con ella, la hemos obligado a abandonar de inmediato el *Heim.* Mi deseo es que la reemplace, Schwester Helga.

—*Aber,* pero *Herr Doktor.*

—Lo hará perfectamente. La necesito.

Helga titubea. Tras un momento de silencio:

—A su servicio, *Herr Doktor.*

—Ya sabe que nuestro *Reichsführer* se ha acordado de usted y que le ha dedicado muchos elogios.

El médico sonríe. Ella enrojece, baja la mirada.

—*Danke, Herr Doktor.*

Helga vacila de nuevo, al final se atreve:

—*Herr Doktor...*

—*Ja?*

—¿Cree que podríamos dar una pequeña oportunidad a la pequeña *Französin?* Es tan joven, una niña.

—Dejando aparte la extraña historia de la carta, al salir del *Heim* puso en peligro a su hijo, lo peor que puede hacer una madre.

—Es cierto, pero ninguna de nuestras internas sabe hasta qué punto los lugareños las odian a causa del hambre. Solo quería dar un paseo.

El médico asiente con la cabeza, arquea las cejas.

—Si oyeran lo que dicen de ellas...

La Schwester Helga calla, hace un gesto delicado con las manos y recupera el aliento.

—*Herr Doktor,* si me permite, el *Kindesvater* es el hijo del Gruppenführer Feuerbach. Ya sabe que el abuelo paterno del niño acaba de fallecer. No podemos despedirla del *Heim* sin haber pedido permiso al *Kindesvater* y, en este momento, se encuentra en el frente.

El médico sonríe, frota sus pequeñas gafas redondas con un paño.

—Tiene un corazón de oro, Schwester Helga, un corazón

de oro, además de toda la razón. Solo que eso no depende de mí, sino del Standartenführer Sollmann, no sé lo que quiere hacer con esa joven. Debería haberse marchado ya, pero hablaré con él. El niño será guapo, eso seguro. ¿Sabía usted que el rojo es la quintaesencia del rubio? La feomelanina, la melanina buena, es la causa del cabello pelirrojo y de que la piel enrojezca apenas le da el sol. Si el *Kindesvater* no lo quiere, cualquier buena familia alemana será feliz de acoger a ese niño. Sí, mañana hablaré con Sollmann; la *Französin* se quedará aquí al menos hasta que dé a luz. Nuestro *Reichsführer* nos lo ha repetido infinidad de veces, hemos de apropiarnos de toda la sangre buena que podamos conseguir, venga de donde venga. En cualquier caso, no la vuelva a meter en la habitación de Frau Gerda, *bitte schön,* no quiero que su marido vuelva a llamarme por teléfono.

—*Danke, Doktor Ebner.*

DIARIO DE LA SCHWESTER HELGA

Heim Hochland, 14 de noviembre de 1944

Oberschwester! Empiezo mañana. Un nuevo inicio. Una función que implica mayor responsabilidad respecto a las internas y los niños, pero que a la vez me permite remediar mis faltas pasadas. Me volveré aún más indispensable para el doctor. Seré irreprochable. Me siento renacer.

Tercera parte
El último refugio

Marek

Marek y los demás hombres del campo de concentración se encuentran en la estación de Steinhöring, que está a unos cien metros detrás del estanque, para descargar los vagones de mercancías. A menudo se trata de vituallas, azúcar, cacao, naranjas, fruta fresca, o también de ropa; últimamente jabón de Marsella, cientos de kilos de escamas. Hoy no huele a jabón ni a comida. Como de costumbre, los prisioneros se alinean para pasarse los paquetes. El primer hombre está junto al vagón; el último, cerca de la camioneta entoldada, y Marek entre los dos. El que se encuentra al lado del tren, un checoslovaco, panadero de profesión, le tiende una cesta tapada y le grita *«Kind! Kind!»*, pero Marek no entiende lo que dice. La agarra, es bastante ligera, pesará unos cuatro o cinco kilos; dándose un poco de impulso, hace amago de lanzársela al compañero que está próximo al vehículo, cuando, de repente, oye un llanto en el bulto. Casi lo suelta. Respira hondo, lo deja en el suelo y lo destapa.

Un bebé en una cesta de mimbre. Sigue lloriqueando, con los puñitos apretados como si fuera un boxeador en miniatura. A Marek le sudan las manos, le tiemblan las rodillas. Vuelve a doblar el paño sobre la pequeña cosa que grita y se la pasa con un ademán suave a su compañero. Cuando acaban de formar dos hileras con una docena de cestas alineadas, el vehículo arranca bajo la vigilancia de un soldado. Los hombres se miran horrorizados. Uno ahoga un sollozo tapándose la boca con la palma de la mano. Marek baja los ojos y se pone a rezar, ¡unos niños tan pequeños! En el vagón quedan muchos, puede que el doble de los que se han marchado. La camioneta regresa vacía al cabo de una media hora. Los prisioneros cargan más niños. Unos cuarenta en total. Uno berrea, otros lo imitan. Marek no consigue dominar el temblor de las piernas y tiene las manos empapadas, ¿es el hambre, es el horror que le produce estar amontonando recién nacidos en un vehículo de las SS que solo puede llevarlos a la muerte? Piensa en el bebé de Wanda con vértigo. Piensa en Wanda.

Luego, mientras camina hacia el barracón que están construyendo, Marek piensa de nuevo en los niños de pecho. Regresa al montón de tablas que ha dejado esa mañana. Reinicia el trabajo. Tiene ya los dedos endurecidos y las palmas de las manos callosas, la derecha un poco más que la izquierda, aunque no lo suficiente. Aún queda bastante parte tierna para que se forme una nueva herida y aparezca un nuevo dolor. Marek hunde los clavos en las tablas de madera; el mango del martillo le desuella a cada golpe. Sujeta la herramienta con las dos manos, de través, para proteger la herida, que está en carne viva. El dolor se intensifica cuando golpea, pero aun así no logra borrar la imagen de los bebés que ha visto esta mañana. Después le viene a la memoria la historia del tren de los niños. Un rumor que corre desde hace mucho tiempo en el ambiente de la resistencia de su país. Otro tren cargado de pequeños polacos.

Hace ya varios años que los nazis secuestran niños polacos, los seleccionan y se los llevan, sin que nadie sepa qué hacen luego con ellos. A primera hora de una mañana del invierno de 1943, un tren parte de Lublin cargado con al menos doscientas criaturas arrebatadas a sus madres. Dirección Varsovia. La noticia del viaje se difunde por la región como un reguero de pólvora. Una multitud silenciosa se apelotona en cada estación esperando el paso del tren. Hay que salvar a los niños. Cuando menos, alimentarlos, calentarlos. La gente les lleva pan, patatas, leche, mantas. Pero el tren no se detiene nunca, el primer día no para en ninguna parte y al pasar deja tras de sí el ruido metálico de los raíles, de los ejes, los chirridos lo ahogan todo. Un tren fantasma que grita y al que nada puede detener. Una sola vez, al día siguiente, la máquina frena y para en medio de la noche. La multitud se arroja sobre los vagones, tiran abajo las puertas, rebuscan entre los montones de niños, agarran los cuerpecitos, algunos están muertos, vuelven a dejarlos donde estaban, tratan de encontrar otros a tientas, vivos, y, cuando lo consiguen, los cuerpos ligeros y tibios, casi inconscientes, pasan de una mano a otra. Sorprendidos, los SS empiezan a disparar. La muchedumbre huye, se dispersa llevándose a los niños que han conseguido recuperar. Algunos corren sin volverse, otros se paran un poco más allá. Lo suficientemente cerca como para oír llantos, gemidos, y una puerta metálica rechinando en el viento. El golpe cuando un soldado la cierra otra vez. Se hace de nuevo el silencio. Chirriando, el tren se vuelve a poner en marcha, rumbo a Varsovia. Dicen que ningún niño ha sobrevivido, ni siquiera los que los lugareños sacaron del convoy. Dicen que a algunos niños polacos los llevan a Alemania, otros a Auschwitz, es lo que se rumorea, pero ¿para convertirse en qué? Se sabe lo que les sucede en Auschwitz, pero nadie tiene la menor idea de lo que les ocurre a los demás.

Renée

Una gota cae en el lavabo de porcelana; el grifo pierde. Renée recuerda el ruido de las gotas en el balde el día en que llegó a Lamorlaye. Queda ya lejos, muy lejos, inalcanzable. Le ha crecido el pelo, ahora su melena ya es casi femenina. Una gota. Se pasa una mano por la cabellera. Se contrae. Le duele el corazón. Cuanto menos se mueve, menos sufre. Una gota.

El ruido de un motor en la parte posterior del *Heim*. Renée se sobresalta. Se pone en pie y se aventura a dar unos pasos. Ventana. Se tapa el párpado izquierdo con la palma para protegerse de la luz. Con su ojo de dragón, fijo y único, Renée mira la camioneta militar. Mira cómo las *Schwestern* extraen de ella unas cestas de mimbre. Una saca un bebé. ¿De dónde salen todos esos niños? ¿Dónde están sus madres? Las criaturas vienen de la guerra, así que es posible que hayan muerto. Además, hay algunos niños mayores, de unos dos o tres años. Casi todos lloran. Las *Schwestern* se afanan alrededor del vehículo, además de las criadas y las cocineras, que los llevan al interior del *Heim*.

Renée se ha instalado esta mañana en un nuevo dormitorio y, por el momento, está sola. Es una habitación normal, parecida a la que ocupaba antes de escapar, con la misma vista del jardín. Ha desayunado con sus compañeras en la sala común, pero no tenía hambre. Desde que intentó huir ha perdido el apetito. Se le ha intensificado el sabor metálico en la boca. Al salir de la celda de aislamiento, Renée comprendió que jamás volvería a huir, que salir del *Heim* significaba morir. Pero si la guerra llega aquí, tendrá que salir, y morir. Solo puede permanecer por el niño. El invasor está fuera y dentro, y el asedio de Renée es interior.

Abre la ventana más grande, pero no basta. Respira mal. El niño ocupa el lugar que corresponde a sus pulmones y, por mucho que inspire, el aire no es suficiente, se detiene en la garganta y en lo alto del pecho. La joven se tumba de espaldas, asfixiada. Ya no le queda espacio suficiente para respirar, y cada vez lo hace de manera más breve y acelerada. Por no hablar de las náuseas que le causa el feto al presionar en el estómago. Renée se pone de lado. Se levanta y se precipita hacia el lavabo. Vomita.

Helga

—Sí, llévenlos al *Kindergarten,* al jardín de infancia, por el momento, *bitte.*

A Helga le tiemblan las manos. Bajo los ojos, la piel se ve un poco magullada. Nerviosa, exhausta, esboza una sonrisa de otros tiempos, desamparada, que debe de habérsele quedado congelada en los labios. Las *Schwestern* cogen dos bebés a la vez, uno en cada brazo, y se los llevan. El *Kindergarten* está destinado a los niños de más de dos años, pero no hay sitio para todos en la sala de los lactantes. En el vestíbulo aún quedan unos veinte dentro de las cestas.

Veintidós bebés más esta mañana. Los que llegaron en noviembre, el 15, para ser más exactos, su primer día como *Oberschwester,* aún no han sido alojados de forma permanente. Ese día eran treinta y ocho, además de tres madres y cinco *Schwestern,* y procedían de los *Heime* del oeste. Para llegar hasta aquí habían viajado durante cuatro semanas en un tren fletado especialmente. Cuatro semanas. Un viaje por toda Alemania. Dos partos. La Schwester Paula, que los acompañaba, dice que no les faltó de nada. Abundancia de víveres, alimentos variados, incluso tuvieron que deshacerse de los productos frescos que no se habían comido a tiempo. Pero, en varias ocasiones, el tren fue asaltado por civiles hambrientos; el pueblo alemán está sufriendo. Los SS que los escoltaban tuvieron que responder a los ataques y, a pesar de que disparaban al aire, hirieron a un anciano que intentaba entrar a la fuerza.

En cualquier caso, ¿de dónde vienen estas veintidós criaturas? Helga lleva personalmente los dos últimos al *Kindergarten,* deja a cada uno en una camita con barrotes donde ya hay otro niño. Acto seguido se encamina hacia el despacho del médico. Llama con suavidad a la puerta.

—*Herein,* entre.

—*Guten Morgen, Doktor.*

—Dígame, Schwester Helga.

—Es sobre los nuevos niños, doctor... ¿Tenemos los expedientes completos? Las fichas son escuetas: fecha de nacimiento, enfermedades, estatura, peso. Nombres alemanes, pero no encuentro los de los padres.

—Están archivados en nuestras dependencias administrativas, Schwester Helga, no se preocupe. Son huérfanos y se presentarán para adopción.

—Doctor... —Helga quiere decir algo. Se detiene.

—Enséñeme las manos.

La enfermera le tiende al doctor la derecha, que empieza a temblar aún más fuerte, como si la sacudieran. El médico escruta con atención la cara de Helga.

—¿Come bien?

—*Ja sicher, Doktor,* pero duermo poco. Además, bebo mucho café. En este momento tenemos cincuenta y ocho mujeres en el *Heim, Doktor,* por no hablar de los niños. Volveré a contarlos, pero, añadiendo a los mayores, son más de ciento cincuenta.

—Con una capacidad máxima de cincuenta y de cien, respectivamente. Lo sé, *Schwester,* pero hemos tenido que abandonar varios de nuestros *Heime.* Confiemos en que, dentro de poco, podamos regresar a ellos —añade bajando la voz—: Las líneas alemanas están retrocediendo.

—Siendo así, ¿qué vamos a hacer, *Herr Doktor?*

Su frente de mujer extremadamente joven se pliega un poco, cierto terror infantil le atraviesa el semblante como una sombra.

—Nuestra maternidad fue la primera y, suceda lo que suceda, se mantendrá en pie. Aquí, en el centro de Baviera, resistiremos, aguantaremos hasta el final, nadie podrá desalojarnos, aquí se reconstituirá nuestro pueblo germánico. Esos niños de *besten Blutes,* de la mejor sangre, son muy valiosos: son nuestros futuros señores de la guerra, el futuro de nuestro pueblo. Debemos tratarlos como tales y acoger a todos los que podamos. Le pido que piense en cómo reorganizar el espacio integrando el octavo edificio anexo. Hoy es 3 de diciembre, todo debería estar listo para finales de año.

—*Ja sicher, Doktor.*

El médico se inclina sobre un expediente y Helga comprende que la conversación ha terminado. Se yergue. Aguarda de pie. El médico alza la mirada.

—¿Schwester Helga?

—*Ja, Doktor.*

—Sé que disponemos de café auténtico aunque no lo haya en ninguna parte, y que el café ayuda a aumentar el ritmo de trabajo, pero debemos beber menos y comer más.

—*Ja sicher, Doktor.*

En la sala de las enfermeras, la Schwester Helga se cambia el delantal, donde aún se ven las manchas de sangre del parto que ha tenido lugar a primera hora de la mañana. Se sienta al escritorio y empieza a preparar el nuevo programa de trabajo para las *Schwestern,* las de Hochland y las procedentes de los *Heime* que han cerrado. Cuando termina, apoya por un instante la cabeza en un codo y se duerme en el acto.

Se despierta sobresaltada al cabo de unos minutos. Se levanta como si saliera de una pesadilla.

El nuevo anexo es una construcción de una planta, la más próxima a la que ahora llaman la casa principal. La estructura está completamente montada, al igual que el tejado, pero aún faltan unos cuantos clavos para terminar las paredes.

La *Schwester* se adentra en un olor a tablas recién escuadradas, un aroma a serrín. Madera clara por todas partes, de pino. A la izquierda del pasillo central hay una sala grande, destinada a los bebés. Tres ventanas dejan entrar una bonita luz que se refleja en el piso completamente nuevo. Pegadas a la pared ya hay diez cunas.

Helga retrocede dos pasos al ver a un prisionero vestido de paisano, lijando bajo una de las ventanas. El hombre tiene la cara un poco asimétrica. Una mirada intensa, que en ningún momento se alza hacia ella, como si no existiera. Por miedo, quizás, aunque la Schwester Helga no cree que sea eso, en realidad piensa que es la cólera lo que le hace comportarse así. En cualquier caso, según le ha dicho el médico, aquí los prisioneros reciben un buen trato. El hombre no la mira y los dientes le rechinan un poco, parece estar sufriendo o viviendo una pesadilla. Helga sale de la estancia. En breve habrá treinta cunas bien alineadas, treinta bebés más.

A la derecha del pasillo están las habitaciones de las madres. Una litera con dos camas en cada una de ellas. Todo es menos cálido, menos lujoso que en la casa principal, pero aun así cómodo. En el almacén, que se encuentra en otro anexo, se apilan las sábanas finas, las grandes toallas esponjosas donde hunden la cara; ropa blanca exquisita, como la que antaño se encontraba en los mejores hoteles. Es, en todo caso, lo que Helga se imagina, porque jamás ha dormido en un lugar semejante. Hay tantas cosas que jamás llegarán a usarlas todas, incluso en el caso de que todas las madres del mundo se refugiasen en el Heim Hochland huyendo de la guerra.

Marek

Todo depende de los movimientos. De la flexibilidad, de ahorrar energía al tiempo que se avanza. Marek lija las tablas, una y otra vez, y el ritmo por sí solo lo ayuda a resistir; el gesto con el que fluye el brazo derecho le sostiene todo el cuerpo en un impulso que parece ajeno a él. Por eso en cada tarea hay que dar lo antes posible con la manera de llegar al movimiento más suelto, más natural posible. Porque este es, además, el que menos fatiga. Marek aprendió todo eso en Dachau. Los grandes barracones de madera que ha construido con sus propias manos le recuerdan de forma irresistible los del campo de concentración. Misma estructura de madera, misma altura, misma simetría, dimensiones semejantes. De repente, el movimiento rítmico descarrila, se interrumpe un poco. *«Schneller!»*, grita uno de los guardias del Unterscharführer Sauter.

¿Por qué todos estos barracones, ocho ya? Cuando llegó, temía que lo obligaran a construir un nuevo campo de concentración. Pero ¿tan cerca de esa gran casa coqueta y llena de mujeres? Y no hay judías, no, ahí residen internas bien tratadas, bien vestidas, bien alimentadas. Mujeres embarazadas, niños pequeños. Sin alambradas. Una unidad de las SS compuesta por unos cuantos hombres. Prisioneros vestidos de paisano. Un campo tranquilo. Con un pueblo demasiado próximo, de todas formas. Desde el verano, varios de los barracones están ocupados por funcionarios alemanes que, en su mayoría, llegan por la mañana y se marchan por la tarde. Otros están llenos de ropa, de víveres, de distintos tipos de existencias. El último, donde se encuentra en este momento, se llenará de bonitas camas de madera, de hecho, ya han metido varias decenas de colchones gruesos, muy diferentes de los jergones con relleno triturado de Dachau, que olían a muerte.

Marek respira, su movimiento vuelve a ser amplio, regular. No, nada en estos barracones se parece a aquellas terribles literas de tres pisos. Y jamás lo obligarían a lijar con tanto esmero las tablas de los barracones de un campo de concentración, no barnizarían nada. Además, en las ventanas de la casa grande no habría flores.

Al otro lado de la habitación, su compañero Pierre también está lijando la madera. Oyen a los SS discutir a lo lejos. Marek murmura en francés:

—Me voy a marchar de aquí. Tengo que encontrar a Wanda y a mi hijo. Después de la fiebre, no consigo quitarme esa idea de la cabeza. Voy a intentarlo. ¿Quieres venir conmigo?

Pierre deja de lijar por un momento, sin alzar la mirada, y después termina el gesto.

—Los alemanes se están retirando por todas partes. No tardarán en derrotarlos. Te conviene esperar. Piensa sobre todo en ti, en tu pellejo.

—Eso es justo lo que hago desde hace un año. Pensar en mi pellejo. Y comer. No puedo seguir viviendo así. Quiero salvar a los míos o morir.

Renée

Renée jamás sale al jardín; y apenas abandona su cuarto. Permanece tumbada en cuanto tiene ocasión, aguardando a que se le pase, pero eso nunca se pasa. Apenas se alimenta. Ya no mira lo que come. Respira mal. El niño se nutre de su aire, de sus huesos, de su sangre.

La comida, para ella, se ha convertido en algo fibroso, granuloso, que se deshace, no es tanto el sabor como la consistencia lo que le provoca el vómito. La fruta le parece tan llena de nervios como la carne de mala calidad, la carne es una masa en la cual Renée consigue distinguir uno a uno todos los filamentos. Ya no digiere todo lo que se mete por la boca; los alimentos se niegan a descender y los que consigue tragar vuelven a subir, igual que vuelve a flotar el aceite en la superficie de un agua impura. Empiezan a descomponerse desde el momento mismo en que los ingiere. No logra desembarazarse de ellos ni siquiera aclarándolos con abundante agua, las partículas viscosas y grasas al tacto se le quedan adheridas a la lengua y en el fondo de la garganta. Se vuelven tan pegajosas como el papel matamoscas.

Renée vomita ahora cinco o seis veces al día. En cada ocasión, el dolor invade todo su cuerpo, que se contrae de arriba abajo. Su cara, cubierta de venillas rotas, está ahora roja, de un rojo candente. Sus ojos inyectados en sangre han dejado de ser extraños, se han vuelto monstruosos. Vomita hasta el agua que bebe, toda esa agua llena de jugos y secreciones, de fragmentos de alimentos indigestos e incomestibles que repugnan a su estómago y lo retraen.

Partículas en los dientes, entre las mejillas y las mandíbulas. Renée debe enjuagarse sin parar, sin tragar en ningún momento. En la boca, el agua parece deliciosamente azucarada después de toda esa acidez inmunda. La escupe. Se le han extendido las papilas gustativas hasta el interior del estómago y ahora mordisquea sabores inhumanos. La saliva se le ha vuelto acre y grasa, semejante al moco, un pus incoloro que no acaba de expectorar; las mucosas la segregan como cuando supura una llaga, rezumando sin parar. Renée esputa y vomita de nuevo.

Después de ingerir la comida, Renée tarda cada vez menos en tener arcadas y vomitar. Al hacerlo antes, resulta menos penoso, pues es más difícil devolver la comida ya digerida. En ayunas vomita bilis.

La joven se ha convertido en un estómago espasmódico y dolorido.

La Schwester Helga ha ido a verla en dos ocasiones, le ha aconsejado que repose y que corra las cortinas.

Por la noche, Renée sueña que tiene hambre, mucha hambre, come mientras duerme, sin parar, es lo único que sueña cuando duerme.

Helga

DIARIO DE LA SCHWESTER HELGA

Heim Hochland, miércoles 31 de enero de 1945

Anoche, en la sala común, todas escuchamos el discurso del *Führer* en la radio, el doctor también estaba presente. Se me quedó grabada la imagen de una Europa gravemente enferma. Los países afectados por esa enfermedad están sufriendo una crisis; los más fuertes se repondrán, los demás se extinguirán. Solo aquellos que están sanando y que, por tanto, sobrevivirán, deberán superar el paroxismo de la dolencia, que, en todo caso, los debilitará durante cierto tiempo. Y justo para salvar a nuestro pueblo es por lo que no retrocedemos ante nada. Nuestro pueblo, cuya resistencia no hace sino acrecentarse desde hace doce años, y que es la que nos garantizará la victoria final. Cuando terminó el discurso, el doctor apagó la radio y nos dijo que nosotros también estamos combatiendo esa afección con nuestras propias armas, infundiendo sangre nueva en el cuerpo de nuestra Alemania eterna.

¡Algo para releer en los momentos de vacilación! Sí, aquí nos dedicamos a sanar y salvar.

La nieve que cayó anoche aún sigue ahí.

Es la primera vez que escribe de nuevo después de mucho tiempo. El pequeño temblor de los dedos la obliga a apretar más la pluma por temor a que se le resbale. Helga hojea el diario. Casi nada desde noviembre, sobre todo números. Fechas seguidas del número de niños y de mujeres que llegaron tal o tal día. Signos de exclamación. A veces, el cálculo del número total de bebés que han acogido. En los últimos tiempos, el número de horas que ha logrado dormir. «3 de enero, dos horas. 11 de enero, tres horas y media. 29 de enero, no he pegado ojo, ¡mis manos se detienen, pero mi cabeza no para! El doctor me ha dicho "leche con miel". "Usted es fuerte, Schwester Helga, cuando esté realmente agotada volverá a dormir".»

Deslumbrada, Helga abre los ojos de par en par. En la luz hay una especie de polvo blanco. El viento eleva nubes de nieve, las despega del tejado del *Heim,* de los árboles. Ráfagas saturadas de copos brillan al sol antes de caer.

La enfermera oye el rechinar de sus pasos, es casi un crujido. Nota cómo se expande el frescor de la nieve, respira la pureza del blanco que la rodea. Mira a las dos criadas, que llevan las piernas desnudas, manga corta y delantales. Transportan unos cubos, se ríen. No tienen frío, o solo un poco, no tardarán en regresar al calor de los fogones y del cuarto de la colada. Ríe de nuevo, dicen algo que Helga no distingue. Entran de nuevo.

Un poco de nieve en un zapato le moja la media.

Camino del anexo, Helga pasa por delante de la estatua de la madre que amamanta a su hijo, cubierta de blanco en todos los pliegues, los huecos de los brazos, el interior de los codos, las rodillas y los hombros. El niño que estrecha contra su pecho aparece acurrucado bajo una manta espolvoreada de nieve. En el Heim Friesland veía la misma estatua, que se repite en todos los albergues del *Lebensborn.* Piensa en la Virgen y el Niño. Empieza a hacerse la señal de la cruz. La interrumpe.

Todos los días, después de comer, Helga va al edificio contiguo, que a estas alturas ya está lleno de niños, divididos en dos grupos de edad, en un intento de repetir la organización que rige en la casa principal. Ahí se encuentra a cincuenta y cuatro lactantes y veintinueve niños. En las habitaciones, que en un principio estaban destinadas a las madres, se han instalado las *Schwestern* recién llegadas, quienes, al igual que los pequeños, se van replegando hacia el Heim Hochland a medida que el resto de los albergues va cerrando. Por el momento son trece enfermeras, pues varias se han marchado ya para reunirse con sus familias.

Bajo el olor penetrante de la pintura al óleo aún se percibe el aroma a madera. Es la hora de la comida. Al fondo de la sala, unas cunas con barrotes alineadas y dos *Schwestern* que están acabando de dar el biberón a los más pequeños. Antes de las camitas, una mesa de dos metros por cuatro para cambiar a los niños y dos filas de diez bebés llorando al unísono, diminutos, rojos de cólera y gesticulando, atemorizados porque no reconocen nada ni a nadie y por estar lejos de los brazos de sus madres. La Schwester Gudrun limpia uno tras otro con un guante, la Schwester Inge les pone talco y la Schwester Anna les ajusta los pañales. Helga coge a uno ya cambiado, minúsculo, que tiembla de tanto llorar, y, al cabo de unos minutos, lo mete en la cuna a pesar de que sigue gritando. Sin dejar de trajinar con el algodón blanco y las diminutas extremidades, la Schwester Inge le dice: «Llegó anoche». La enfermera insinúa que, agotado por el viaje, el nuevo ambiente, las caras y los olores desconocidos, el bebé va a seguir berreando un buen rato.

Helga exhala un suspiro.

—Hay muchos y faltan brazos.

Tres *Schwestern* dan de comer con cuchara a los niños de más de seis meses, alineados en sus tronas. Una de ellas, una *Braune* de

Düsseldorf de unos cincuenta años, tapa con impaciencia la nariz de un pequeño para obligarlo a tragarse el puré.

—*Na komm doch, Kleiner. Iss mal!* ¡Vamos, criatura, come!

La Schwester Helga se aproxima a ella, le coge con suavidad la cuchara y el crío deja que le dé de comer, aunque escupe la mitad.

—En nuestros hogares está prohibido maltratar a los niños. El año pasado despidieron a una *Schwester* que le había pegado a uno en la cara.

La enfermera la mira humillada. Normalmente, las *Schwestern* mayores aceptan a regañadientes que su *Oberschwester* sea tan joven.

—Después de él, aún hay que dar de comer a varias decenas más, tenemos que apresurarnos. Además, estos no son siquiera niños alemanes.

Helga alza la voz. Las ojeras de color pardo la envejecen.

—No son niños alemanes. Entonces, ¿qué son?

—Son niños polacos de categorías I y II. Pero ¿es que el doctor Ebner no te cuenta nada?

Helga, desconcertada:

—¿Huérfanos polacos? Si se pueden germanizar, no tardarán en ser alemanes.

—¿Huérfanos? —La enfermera se ríe con sorna—. Este es uno de los que seleccioné en la gran plaza de Lemberg. Tengo derecho a darle de comer como me parezca.

Acto seguido, pasa al siguiente bebé sin limpiar la boca del pequeño de Lemberg.

Helga coge una servilleta y lo limpia. Después va a llenar un cuenco de puré y vuelve para darle de comer. El niño balbucea a la vez que mueve los brazos y desvía la cabeza. La enfermera acaricia el pequeño cráneo.

Mientras regresa al edificio principal, Helga se para delante de la estatua de la madre lactante. Inclina la cabeza y se hace la señal de la cruz.

Marek

Cuando se despertó, el pan que había dejado a un lado la noche anterior estaba congelado. En el interior del dormitorio, que tiene una ventana rota, solo tarda unos minutos. Esta mañana, Marek no pudo contenerse y lamió la costra petrificada. Ni gusto ni olor, solo frío y peso. Al tratar de mordisquearla, sintió que se le agrietaba el esmalte de los dientes. Se metió el pan en el bolsillo del pantalón y ahora siente la presión contra el muslo como si fuera una piedra helada.

Marek barniza una cuna de madera clara. El aire que exhala se condensa, humea en el foco que apunta hacia el mueble. Detrás, el sol se alza en el horizonte. Qué estrecha es esa cuna, y qué minúsculos eran los bebés que estaban en las cestas. El hijo de Wanda ¿será tan pequeño? Piensa en el niño, solo ve a Wanda, una silueta evanescente. Y la cuna. Apenas puede sujetar ya el pincel. Fuera, el día ilumina el paisaje nevado. Marek se endereza, mira por la ventana; es hora de frotarse las manos, que le duelen a rabiar, las abre, las cierra, las abre, las cierra. Las mete bajo la camisa, en el pliegue de las axilas. Contempla cómo se va aclarando el mundo. Casi recupera la confianza. Wanda es demasiado hermosa para que el cielo la abandone. Ruega a Dios que le permita asumir el dolor de su amada, además del suyo, y salvarla. Saca enseguida las manos de la chaqueta y del pliegue de la piel. No debe dejar de padecer ahora, eso sería malo para los suyos. Señor, se le van a caer los dedos.

Marek apaga el foco con el puño. Agarra el pincel con los dedos, que ya no le obedecen. Todo es dolor. Todo es blanco y luz.

El pan que lleva en el bolsillo irradia frío en la piel, ahora húmeda, de su muslo, y es un dolor ligero y muy agradable, el de una promesa. Su capacidad para soportarlo le demuestra que, desde que decidió escapar, vuelve a ser un hombre. El pan se va ablandando poco a poco mientras trabaja y Marek se pregunta cuánto tiempo tardará en descongelarse así, pegado a la piel humana. Cuánto tiempo conseguirá conservar el pan el frío.

Marek piensa reunir el resto de los pedazos de pan negro metidos en un saco de tela que él mismo ha escondido en el cobertizo donde guardan las herramientas de trabajo.

Ya están en marzo. Pronto comenzará la primavera. El invierno no es propicio para las evasiones, Marek aprovecha las semanas que le quedan para preparar su fuga. Su idea es encontrar un lugar donde esconderse en el interior de la finca durante varios días. Después, escapar al anochecer y caminar hasta llegar a Múnich. Ha hablado varias veces sobre ello con Pierre, que no lo va a acompañar, pues dice que ahora solo hay que esperar. Y rezar.

En Múnich podrá esconderse fácilmente entre los escombros. Marek los conoce. Trabajó en ellos durante todo el verano pasado, con los *Kommando,* después de que la ciudad fuera bombardeada de forma masiva. Casi todos los edificios administrativos del *Lebensborn* fueron destruidos o quedaron en un estado que les impedía recibir a los funcionarios de las SS. Habían trabajado no solo para despejarlos, sino, sobre todo, para trasladar los archivos que seguían allí. Los habían transportado al primero de los edificios anexos del Heim, el único que había en aquella época. Múnich está en ruinas. Los bombardeos la han abierto en canal, han destruido las casas, ninguna calle parece haberse salvado. Los niños juegan entre los cascotes. Hay muchas casas sin dueño, destrozadas, vacías. La mayoría de los habitantes de Múnich viven en su sótano. O en el de otros. Vestido con la ropa de paisano desgastada, Marek parece un alemán pobre. Y los alemanes que se han quedado en Múnich lo son en su mayoría. En el campo, por el contrario, llamará más la atención. El verdadero peligro está en los cuarenta kilómetros que separan el *Heim* de la ciudad.

Una vez en Múnich, Marek encontrará la manera de ir a Polonia. La frontera checa solo está a doscientos kilómetros.

¿Cuánto pan podrá llevar para el camino? Marek hunde la mano derecha en el bolsillo. Rasca la superficie de la costra, que se ha vuelto blanda y viscosa, como fangosa; se le queda un poco incrustado bajo las uñas y se las lleva a la boca para lamerlas, mordisquearlas. En un instante, los dedos dejan de dolerle. Marek piensa: «No quiero seguir siendo un animal». A continuación se pregunta cuándo podrá volver a tocar el pan reblandecido, su blandura, y mientras piensa en él, murmura «Wanda, Wanda».

Cambia de mano el pincel, la izquierda es más lenta, pero le duele menos. No retoma enseguida el trabajo. Mira hacia fuera, el cielo, la nieve, su respiración. Los matices, las texturas del blanco. Su aliento se funde con el aire exterior, su piel humea. Marek se evapora, el universo lo bebe. Empieza a disiparse por la piel y los pulmones, a desvanecerse y mezclarse con la naturaleza, que sabrá acogerlo.

Hace varias semanas que Marek busca un lugar en la finca donde esconderse antes de viajar a Múnich, durante varios días, unos siete u ocho, si puede, hasta que los alemanes dejen de buscarlo. Cada rincón se convierte en un posible refugio. Se interroga también sobre la posibilidad de enterrarse en el jardín, disimulando la entrada de su madriguera con ramas y hojas muertas. La tierra lo protegerá de las miradas y del frío. Pero hay que esperar al deshielo y a que la nieve, que permitiría seguir su rastro, desaparezca.

Marek oye unos ladridos. Se detiene. Unos perros y las voces de los SS. ¿Significa eso que los animales, a los que no ha visto en todo el invierno, han regresado? En Dachau estaban por todas partes. Aquí desaparecieron a finales de verano. Los había olvidado.

Con los perros no podrá esconderse en la propiedad.

Debe reconsiderarlo todo.

Saca el pan del bolsillo haciendo una mueca. Lo chupa igual que haría un sediento con un cubito de hielo.

Renée

Tumbada de espaldas, la mirada brumosa, los iris casi grises en la penumbra de finales de invierno. Un edredón sobre la barriga. Está tan delgada que se le marcan los huesos en la superficie. Se ha convertido en una cavidad con barriga. Una tierra que se seca a medida que un arbusto va creciendo, y ella muere a la vez que un niño nace bajo su piel. Es una urna funeraria donde unas flores vivas sumergen sus raíces aterradoras. Se le ha empequeñecido tanto el estómago que solo come con cucharita. De cuando en cuando, conserva un poco de agua, un poco de mermelada. De cuando en cuando, se vacía arrojando por la boca todo lo que es líquido y blando en ella.

Renée debe levantarse para ir a la sala común, donde los olores que proceden de la cocina le revuelven el estómago. Distingue tendones y grasa en las verduras. Cartílago en la fruta. El cadáver deshilachándose en la carne. En su boca todo se transforma en carne y esqueleto, todo son entrañas a cielo abierto. De la sala común, donde se esfuerza por permanecer el tiempo necesario fingiendo que come, sale arrastrándose para vomitar en el retrete. La Schwester Helga la ha eximido del trabajo. Pasó a verla la víspera con aire inquieto. Le murmuró que se nutra a pequeños bocados, con agua y azúcar para empezar, y que se mueva lo menos posible. Le dijo, titubeando, que quizás le pediría al médico que fuese a visitarla, pero el médico no ha aparecido. Puede que Helga no le haya dicho nada. Renée sabe que si el doctor la ve en este estado, la echará del *Heim*. Puede que la Schwester Helga esté tratando de ayudarla. Renée hace una mueca. Es una *boche* tan asquerosa como las demás, que la abandona cuando está a punto de morir. Nadie la salvará. Está sola, completamente sola.

Renée se levanta todos los días y su cuerpo se tambalea. Es un armazón demasiado fino, colonizado por una planta trepadora que cada vez pesa más. Huesos como ramitas huecas y desnudas, ahogadas por una vegetación extraña. Sus pasos son muy pequeños y a sus ojos les falta la luz.

Se levanta, pero ya no habla. Renée ya no habla alemán. Cuando le hacen una pregunta, contesta en francés. O no dice nada.

Renée apenas vuelve la cabeza cuando entran dos criadas con un colchón. Lo van deslizando de canto con dificultad porque pesa mucho, y lo dejan caer entre las dos camas. Un ruido sordo sobre la madera hueca. Una *Schwester* joven supervisa. Frau Heide, que ocupa la segunda cama, protesta:

—¡Un colchón en el suelo! ¡Ahora nos tratan *wie Juden*, como a los judíos! ¡No estamos en Dachau!

Eso es lo que le parece comprender a Renée. Frau Heide llegó hace casi un mes, con un embarazo avanzado. Lleva una alianza. Jamás hablan. A los pocos días de instalarse, la alemana pidió que la cambiaran de habitación en presencia de Renée, quien se rio en silencio, como si tuviera hipo. La *Schwester* le respondió que llevaban ya varios meses sin cambiar a nadie de habitación.

Las criadas regresan con la ropa de cama, unas bonitas sábanas blancas, suaves y un tanto tiesas, recién planchadas, por las que pasan las palmas de la mano para alisarlas bien, para que todo sea perfecto. Una especie de aroma a lavanda en pleno invierno. Renée vuelve la cabeza, el olor, demasiado intenso, le revuelve el estómago. Lavanda mezclada con hedor a podrido, lavanda creciendo en carne en mal estado. Se levanta, titubea, tiene la boca llena de agua, de saliva, de amargura, cada vez más agua, y camina por el pasillo, se golpea un hombro contra la pared, se pone la mano sobre los labios para retener los líquidos en la cavidad mucosa, para contener los órganos en su sitio, para impedir que le salgan las entrañas por ese agujero que rezuma y se desborda, por el que se vacía de vida.

Helga

DIARIO DE LA SCHWESTER HELGA

Heim Hochland, 15 de marzo de 1945

Cierre del Heim Wienerwald en Austria. Esta mañana han llegado en unos convoyes militares cuarenta y nueve madres, ochenta y tres niños y cinco *Schwestern.*

En este momento somos cuarenta y cinco *Schwestern.* En otoño éramos veintidós.

Heim Hochland, 3 de abril de 1945

A las seis de la mañana ha entrado en el patio un camión militar con la caja abarrotada de capazos de mimbre: los bebés del Heim Franken, a los que vamos a atender. A estas alturas, los viajes en tren se han vuelto muy peligrosos, así que tuvieron que recorrer ciento dieciséis kilómetros por carreteras secundarias. Demasiados aviones enemigos, demasiados bombardeos. El viaje por tierra y de noche era el más seguro. Nos dijeron que serían veintidós niños y son treinta y siete (¡!); el mayor tiene trece meses.

Helga oye abrirse la puerta a su espalda. Por reflejo, hace amago de cerrar el cuaderno, pero luego cambia de opinión. Es la

Schwester Adelheid, que se acerca a ella, aunque antes debe rodear el colchón que hay en el suelo. Persuadida de que su *Oberschwester* sabe más cosas de las que quiere revelar. Helga se pone a juguetear con un lápiz, que tiembla entre sus dedos. Su mano se estremece como si tuviera fiebre, igual que los días en que se olvida de comer porque trabaja demasiado. Oye a lo lejos la voz de Adelheid, que se ha inclinado sobre su hombro.

—No puedo seguir trabajando en estas condiciones. No puedo más. Hoy he tenido que separar a dos internas que se peleaban porque una de ellas, que ha recibido un colchón, se ha quedado dormida en la cama de la otra. ¿Qué dice el médico?

Para que vea que no tiene nada que ocultar, Helga no siempre cierra su diario, a pesar de que sabe que su compañera de habitación lo está leyendo por encima de su hombro. Prefiere eso a pillarla rebuscando en su cajón.

—El médico no me dice nada. Me gustaría que me contara algo más.

—¿Qué hace entonces el *Führer*? ¿Cuándo piensa utilizar sus armas secretas? El doctor Ebner tiene que saberlo.

—Jamás me ha hablado de eso, ya te lo he dicho. —Helga tiene las manos apoyadas en la mesa, ya no le tiemblan.

La enfermera insiste:

—Por lo visto, parte de ellas están escondidas aquí, en Baviera, es lo que se rumorea. Espero que no sea demasiado cerca de nuestro *Heim*. Cada mañana, cuando me levanto, me digo que tal vez haya llegado el día.

—Sí, sí, es posible. —Helga se levanta—. Voy a ver a Frau Beate. Le toca esta noche.

Helga regresa al cabo de apenas quince minutos. Adelheid le pregunta:

—¿Y Frau Beate?

—Solo ha dilatado cuatro centímetros. Dará a luz mañana

por la mañana. La Schwester Ursula está con ella. Me hará bien dormir unas horas.

Helga se acuesta boca arriba. Siente el cuaderno bajo la almohada. El corazón le late rápido y fuerte, como cada vez que quiere descansar. Esta noche no va a dormir, aún no. Helga corre y asiste, pasa los días y las noches multiplicando los gestos, sin pensar en nada. Pero, apenas se echa, los pensamientos y las palabras se atropellan, pasan por su mente de forma incontrolada.

Después del incidente, procura estar el menor tiempo posible en el anexo donde han alojado a los niños polacos. No son huérfanos, es evidente que esa vieja imbécil de Düsseldorf tiene razón. Recuerda en bucle sus palabras hostiles. La cara de la vieja se deforma a medida que Helga se sume en una especie de duermevela.

Entonces Helga vuelve a subir de golpe a la superficie y es como si jamás fuera a dormir de nuevo. Piensa en el doctor, quien suele decir que las buenas madres se resisten a abandonar a sus hijos. Así pues, no hay que forzarlas nunca, hay que buscar soluciones para que puedan llevárselos cuando se marchan del *Heim* o más tarde, al cabo de unos meses, un año... Pero, como a la vez tienen muchas solicitudes de adopción, deben buscar los niños en otra parte. O cogerlos en otro lugar. Robarlos. ¿Cómo es posible que haya tardado tanto en comprenderlo?

Renée

El primer grito del niño, leve. Pero el dolor aún no se ha aplacado, es tan fuerte que Renée permanece sumida en él, apartada del resto del mundo, vibrando con todo su cuerpo. «*Dein Kind*», oye decir, la voz de la Schwester Helga delata cierta emoción, pero está lejos. «*Ein Bub.*» Tu hijo, un niño. 15.31, 9 de abril. Un olor a sangre y a líquido amniótico se superpone al del sudor y el alcohol desinfectante. El olor del mundo de antes, aquel donde todo flota, todo es tibio, todo está completo, se mezcla ya con el del sufrimiento y la herida.

La Schwester Helga faja al recién nacido, lo deja encima de una mesa, le habla con ternura. Renée comprende la palabra *Arbeit,* trabajo. Ve también cómo trajina la enfermera a su cabecera, despreocupada. Ahora que el dolor ha desaparecido, Renée tiene la impresión de no sentir nada, todo es un roce, un arañazo. Con la cabeza vuelta, solo tiene ojos para el pequeño bulto de ropa blanca, inmóvil, apenas distingue la cara minúscula y carmesí. «*Also, ganz fertig*», el niño ya está listo, dice Helga alegremente a la vez que se vuelve. Acto seguido coge al bebé y Renée ve que se aleja con él hacia la puerta. «¿Puedo?», dice en francés alargando un brazo, tendiendo la mano para impedir que se vaya, se incorpora en la cama, quiere levantarse. Sonriente, Helga retrocede, «*nein nein nein*». Hace una señal a la joven para que se acueste otra vez antes de presentarle a su recién nacido. Renée vuelve las palmas hacia él. Entonces Helga lo deja entre sus brazos, *vorsichtig*, con cuidado.

Renée estrecha al pequeño contra su cuerpo, abre la tela blanca, limpia y almidonada, la abre sobre las manchas de sangre y sobre el niño, húmedo, con la piel roja y rugosa y una pelusa clara plantada en la cabeza. El pequeño mueve sus manos arrugadas, sus pequeños dedos. Alza los ojos, grandes, abiertos, de color antracita hacia su madre, que sonríe. «*So perfekt*», afirma la Schwester Helga, tan perfecto, como si en la perfección pudiera haber grados e intensidades diferentes. Renée tiene una lágrima, una sola, en el ojo izquierdo, que se funde con el sudor. Acoge al niño en un brazo, con el otro lo acaricia; comparada con la piel rojiza y cremosa del bebé, la suya es tan blanca como el polvo. Entonces, la Schwester Helga detiene su gesto, alza una mano con aire molesto por la caricia. La enfermera envuelve cuidadosamente el cuerpecito de nuevo con la tela blanca, doblándola bien por debajo. Renée distingue la palabra «*schlafen*», dormir, y «*Morgen*», mañana. De repente, la Schwester Helga parece calcular: «*Morgen um 5*». Mañana a las cinco de la mañana. Y, de nuevo, la palabra «*Stillen*». Renée ve que fuera la luz aún es la de mediodía, una luz que se refleja por todas partes en el blanco de la habitación, reluciente, y comprende que tendrá que aguardar a que pase la tarde y toda la noche para volver a ver a su hijo a la mañana siguiente. La Schwester Helga agarra con delicadeza al bebé y se lo lleva sonriendo, «*Zum Bad, du*». Y ahora un baño.

En la puerta aparece de inmediato otra enfermera a la que Renée no conoce. En el carrito que transporta hay ropa, sábanas perfectamente dobladas, de un blanco impecable, y una palangana grande llena de agua clara.

5 Uhr. Una *Schwester* lleva a Renée a la *Säuglingssaal*, la sala de los lactantes. Hay madres por todas partes y cada una sujeta a su bebé en brazos. Renée ha dormido, pero no lo suficiente como para haber tenido tiempo de llorar. Se ha despertado inquieta y sola en plena noche, en una habitación de la maternidad. Dolores y movimientos fantasmas, como si el niño aún se moviera en su interior, pero él está lejos. Ha tenido un amago de náusea. Ha bebido agua, mucha agua, y la ha retenido toda. Un odre lleno de agua. Muerta de tristeza.

Fuera está oscuro, ni un asomo del alba aún. A la luz de una lámpara de noche, el niño duerme envuelto en un paño impecable, con la pequeña boca entreabierta. Sus párpados cerrados aparecen teñidos de amarillo debido al colirio de nitrato de plata. Y tiene la carita arañada. La *Schwester* dice, gesticulando mucho, que esa noche se ha destapado y que, cuando tienen hambre o lloran violentamente, los recién nacidos se arañan la cara. Antes de que Renée pueda hacer el menor movimiento, la enfermera coge al niño y la conduce a la habitación adyacente, donde hay unas sillas dispuestas a lo largo de dos paredes; en la tercera se encuentra el cambiador. En la sala ya hay una hilera de madres con los bebés pegados al pecho, algunas tratan de despertarlos, otras están también medio dormidas.

La enfermera espera a que se siente antes de dejarle el niño en los brazos.

A Renée, la debilidad de su hijo le resulta desoladora. Le duele ver esa fragilidad tan grande como un puño abrazada a su cuerpo. Aparta el paño que lo envuelve, ve que lleva la camisita y la braguita de ganchillo que le hizo. El pequeño abre enseguida los brazos y los dedos.

Manitas arrugadas, boca grande y abierta, mueca de hambre. Pequeños aleteos con los dedos separados, los ojos, aún herméticos, se abren de vez en cuando y parecen ver sombras antes de volver a cerrarse.

El ruido de una silla que raspa el suelo la sobresalta.

Pero la *Schwester* regresa, dice «*Nein nein*» y a continuación pregunta algo a Renée que esta no entiende. Sin aguardar una respuesta que nunca se producirá, pone al recién nacido contra el pecho apenas redondeado. Se queda unos instantes para comprobar si el bebé se agarra bien: «*Zwanzig Minuten*», dice mostrándole el reloj que está encima de la puerta. «*Mehr nicht*», y entonces Renée entiende que, pasados veinte minutos, el niño no mama más, solo juega, y que veinte minutos es el máximo; el verdadero objetivo son quince. Renée mira la manita arrugada apoyada en su pecho. El niño mama, lo ve por el movimiento de la barbilla y la garganta. Acaricia su pequeño cráneo peludo, sonríe. Llora.

Helga

Un ruido a lo lejos. Bombardeos. Se le crispa la mano un instante. Se afloja. Apenas se relaja, de nuevo el temblor. En el pasillo, contra la pared, se alinean un sinfín de cajas de archivo.

Esta mañana, el doctor Ebner le pidió que ayudara a la Schwester Gunda a reunir en el pasillo todos los expedientes que tenía en su antiguo despacho, ya fueran administrativos, médicos o relativos al estado civil, confidenciales o no. En el *Heim* hay un sinfín de documentos que regulan la vida cotidiana hasta el menor detalle: abastecimiento de víveres, contratación del personal e incluso el recuento de los gramos de café que se consumen en cada uno de los hogares del *Lebensborn;* un montón de correo procedente de todas partes, cartas de felicitación, de agradecimiento, nuevas contrataciones, salidas. Todo en aras de una cotidianeidad perfectamente gobernada, una cotidianeidad de la que, de repente, no queda nada, una perfección que se ha disipado por completo, ya que aquí todo está virando hacia el caos y el pánico.

—¿Adónde tenemos que llevar nuestros archivos? —pregunta Helga.

El médico no contesta. Mientras la Schwester Gunda se ocupa de una pila de carpetas, ella selecciona en los estantes, mete los documentos en las cajas. Intenta mantener el orden, los etiqueta de forma meticulosa con el fin de poder reorganizarlo todo bien y rápidamente cuando llegue el momento.

—Es inútil —le dice el médico cuando la ve.

—¿Cuándo van a venir a por las cajas?

No hay respuesta. Helga piensa en el mes de julio pasado, cuando hubo que trasladar todos los archivos de Múnich a Steinhöring. ¡Múnich! Después de los bombardeos, la ciudad apenas se tenía en pie. En aquella época, todo estaba escrupulosamente organizado y los archivos que se habían salvado fueron transportados al primero de los anexos. ¿Esas cajas irán a parar también allí? ¿O el contenido de los edificios anexos se trasladará también a otro lugar? El espectáculo de las cajas amontonadas, sin etiquetas, sin mención alguna, donde no se podrá encontrar lo que se busque, la atormenta. Y los nuevos bombardeos, noche y día, de nuevo en Múnich, pero ¿es que aún queda algo por destruir?

Helga calla y ordena. El médico vacía también su despacho. A la hora de comer ya hay unas cincuenta cajas en el pasillo. El doctor Ebner se acerca a ella.

—He guardado la carta en la que nuestro *Reichsführer* habla de usted. Reléala cuando dude, pero ahora vaya a descansar un poco, Schwester Helga, es necesario.

El médico niega con la cabeza, preocupado, su mirada miope, agrandada por los cristales de las gafas, trasluce cierta vulnerabilidad, casi fragilidad, pero la sombra pasa deprisa y él se mantiene en todo caso erguido, agotado, casi alegre. Un creyente que no ha perdido nada de su fe.

—No lo olvide nunca, Schwester Helga. *Wir haben eine weisse Weste.* Llevamos una chaqueta blanca.*

—*Jawohl, Herr Doktor.*

El médico le tiende el sobre mecanografiado y vuelve hacia la maternidad, es la hora de las visitas. Helga mete la carta en el bolsillo de su delantal.

* Expresión que en alemán significa «Tenemos la conciencia limpia». *(N. de la A.)*

La *Schwester* frunce el ceño, aprieta los labios. Mira apesadumbrada las cajas amontonadas y pegadas a las paredes. En una de ellas distingue las gruesas carpetas de color arena, las que el médico guardaba en secreto en su caja fuerte, las únicas que jamás ha podido ver. Sueltas en una caja sin clasificar, no irán a ninguna parte, Helga lo sabe. Vacila. Se acerca a ellas. Vuelve inútilmente al enorme despacho, donde solo quedan unas pelusas de polvo, que, amparadas por todo ese papel, escapaban al plumero. Sale. Mira a derecha e izquierda, nadie. Agarra tres expedientes. Se precipita hacia las majestuosas escaleras apretándolos contra su cuerpo como si quisiera hacerlos desaparecer. A lo lejos, una nueva detonación. Helga los abraza con más fuerza.

En su habitación, la Schwester Adelheid está tirada en la cama, en su rostro delgado se reflejan tanto la angustia como la exaltación. Está despeinada, con el uniforme arrugado y el delantal de la víspera. A su lado, la Schwester Karla se ríe a carcajadas agarrando por el cuello una botella de aguardiente. Olor a alcohol fuerte y a alientos cargados. Helga juraría que incluso humo de cigarrillos. Abre la ventana sin soltar las carpetas.

—Esta noche estás de guardia, Adelheid.

Tapándose la boca con una mano, Karla sigue riéndose mientras Adelheid le tira de un brazo.

—Ven, vamos a dar una vuelta.

Karla se mete la botella en el bolsillo del delantal y se levanta. El bulto de la botella se percibe perfectamente. Las dos salen.

A través de la puerta, Helga oye que se intensifican sus risas.

Las carcajadas se apagan. En su lugar, vuelven a oírse gritos y llanto. Los lloros la sacan de quicio, ahora se oyen en todas partes, procedentes de todos los rincones del *Heim,* que se ha convertido en un infierno, resuenan en las paredes, como un eco, se arrastran unos a otros, Helga no los aguanta más. No mucho más que Adelheid. Respira hondo y se sienta en el borde de la cama. En el sobre que le ha entregado el doctor solo hay una hoja de una carta mecanografiada que constaba de varios folios. En la segunda mitad del segundo párrafo se menciona a la «encantadora *Schwester* de Grasberg», que le ha causado una magnífica impresión y que «parece una secretaria médica excelente». Si el doctor está de acuerdo, «sería adecuada para sustituir a Margot Hölzer», sobre la que *Frau...*, la esposa de..., le ha enviado una nueva queja, que se adjunta a la carta. «Cuento contigo para resolver este problema, *mein Freund,* amigo mío. Después de todo, el Heim Hochland es el hogar modelo de nuestro proyecto *Lebensborn.*» La firma debía de encontrarse en la siguiente hoja. Helga saca su diario del cajón de su escritorio, mete la carta en él y escribe.

Heim Hochland, 29 de abril de 1945

Ruido de bombardeos día y noche. Múnich. Todos estamos aterrorizados.

Las alemanas tienen miedo de quedarse, pero también de marcharse. Las demás tienen miedo y se quedan.

La Schwester Ursula regresó anteayer a Aquisgrán.

Clasificación y traslado al pasillo de todos los archivos del despacho del doctor Ebner.

Helga vuelve a poner el diario en su sitio. Hace amago de abrir la primera carpeta, cambia de opinión, la deja. Se tumba. Cierra los ojos. Los abre. De nada sirve intentarlo, incluso pensar en ello. Solo duerme a ratos, se adormece como si cayera, se despierta sobresaltada. Es 29 de abril y ni siquiera ha empezado a preparar el programa de trabajo del mes de mayo. Le late el corazón como si acabara de estar corriendo. Fuera se oye de nuevo una explosión, que parece más próxima.

Helga se levanta. Vacila. Acaba escondiendo los expedientes en su armario, bajo la ropa. Da unos golpecitos a su vestido, se alisa el delantal. Delante del espejo se endereza la cofia. Cara mortecina, la piel fina de alrededor de los ojos, y la de las sienes, ajada y ensombrecida por el cansancio. La tabla de tareas del mes de mayo hay que hacerla ahora.

Una interna la aborda en el pasillo, aterrada.

—*Oberschwester,* los bombardeos no paran. ¿No deberíamos instalarnos en los sótanos con los bebés?

—No tema, Frau Antonia. Steinhöring jamás ha sido bombardeado desde que empezó la guerra.

En el pasillo de los despachos han desaparecido todas las cajas. Son las 13.00.

A eso de las 16.00, mientras Helga examina a una joven que ha dado a luz y a quien habrá que volver a suturar, percibe el olor a quemado, que se superpone al del desinfectante. Pone una nueva venda de algodón, vuelve a colocar en su sitio el camisón, la sábana, no escucha a la mujer, que se inquieta y pregunta. Sale. Echa a correr, sin saber por qué, para averiguar qué lugar del *Heim* está ardiendo. El fuego se encuentra fuera, en la parte posterior, cerca del estanque. Una gran hoguera. Cuatro mujeres la alimentan arrojando cajas de documentos que elevan las llamas hasta tal punto que Helga retrocede unos pasos. No reconoce a nadie. Son empleadas de los servicios administrativos de la Oficina L., que trabajan en los edificios anexos. Apenas tiene contacto con ellas. La mayoría se van por la noche, algunas residen en una unidad de alojamiento. Van y vienen con carros llenos de expedientes, de cajas de papeles. Un joven de las SS las vigila. En ese momento, Helga ve a un lado sus cajas, se aproxima a ellas y distingue su pequeña caligrafía meticulosa, que especifica el contenido. Las agarra y las aparta del fuego, primero una, luego otra, con dificultad, porque pesan mucho. Una mujer se acerca a ella, gorda y con cara de malas pulgas.

—¿Qué está haciendo?

Le arrebata la primera caja.

—¿Dónde está el doctor Ebner? —pregunta Helga.

La mujer se encoge de hombros y tira la caja al fuego.

Renée mira a Arne, que, apoyado en su mano izquierda, se calma al instante en el agua. Deja de llorar. A treinta y siete grados, el agua les trae recuerdos, le ha dicho la Schwester Helga, que la ha ayudado a darle su primer baño. Son las 15.00 y Arne es el único al que están lavando en una de las seis tinas pequeñas de esmalte que se encuentran junto a una pared del *Säuglingssaal.* Renée le dice: «Luego iremos a dar un paseo los dos».

Hace apenas unas semanas la rutina se respetaba estrictamente; en este momento solo se mantienen las horas de las comidas, y no siempre. Renée pasa con Arne los días y las noches porque la sala de los lactantes está abarrotada y ya no quedan más cunas. El pequeño duerme en una cuna con barrotes junto con el bebé de la madre con la que comparte la habitación, pero, en realidad, está sobre todo con Renée. Ella puede amamantarlo, cambiarlo y bañarlo a cualquier hora, a nadie le importa. Detrás de Renée y de su hijo, varios recién nacidos lloran sin que ninguna *Schwester* se ocupe de ellos ni de decirle a Renée que se vaya. Todas las cunas de la sala están ocupadas. Hay varios bebés tumbados sobre una gran manta extendida. Renée se compadece de ellos, pero luego se dice que son enemigos, que se lo merecen. En cualquier caso, a veces su cara tensa se distiende de nuevo, como una mano que se relaja, y se vuelve hacia Arne. En el mundo solo están el niño y ella. Es el único al que aún dirige la palabra. La cólera que sentía hacia él antes de que naciera, hacia el invasor, como lo llamaba en su fuero interno, se desvaneció en el instante en que lo tuvo entre sus brazos.

«Ven», le dice después de haberlo vestido de nuevo, «vamos a ver las hogueras.» Desde ayer hay varias en la finca. La primera, la que está en las inmediaciones del estanque, es la más grande, los SS y unas desconocidas la alimentan arrojando cajas en ella. En varios lugares del jardín, cerca de los barracones, hay ahora otras hogueras, al menos tres. Huele a quemado por todas partes. Desde la sala común, donde las mesas ya están dispuestas para el desayuno de mañana, se pueden ver perfectamente, sobre todo la primera, que está a apenas unos quince metros. La ceniza penetra por la ventana que Renée ha abierto. Se eleva y vuela, te sigue adondequiera que vayas. Satura el aire un polvo oscuro y compacto. La menor ráfaga de viento es gris y negra, con el final del día como telón de fondo. Desde anoche, solo respiran y comen ceniza. Se la frotan en los ojos, la tosen, la lloran. Cuando Renée se pasa una mano por la melena pelirroja, la palma se le queda negra. En unos minutos, la ceniza forma una capa ligera y plateada sobre el bebé, que se ha quedado dormido. La joven la aparta y acaricia la pequeña cabeza rubia. Después, tras echar un poco de saliva en la punta del pulgar, limpia los restos de hollín. Fuera hay varias internas mirando el fuego en silencio, sin aproximarse demasiado a él, con la cara devorada por la gran luz. ¿Por qué esas hogueras? Son bonitas pero inquietantes, se diría que incluso fúnebres, ¿qué están quemando de esa forma? Es una mala señal, pero a Renée no le impresionan, tiene el alma anestesiada.

No muy lejos de allí, los pañales tendidos, que solían estar inmaculados, parecen tener cien años, se tiñen de gris, reflejan la extraña luz de un cielo taponado. Renée se sobresalta al oír la voz de una enfermera a la que no conoce: *«Schliess doch»*, que cierre la ventana. No la entiende. La enfermera se lo repite, después se acerca a ella, la hace a un lado y cierra la ventana con brusquedad, sin dejar de hablar. Renée capta las palabras *Rauch,* humo, *Asche,* ceniza, y *Schau mal!* Mira eso. La joven se siente expulsada, como si estuviera metiéndose en algo que no la concierne. Después, al volverse, ve que una película de ceniza se extiende por las servilletas blancas del día siguiente.

Renée está escribiendo una carta a la luz de la lámpara de noche y el papel se llena de manchas oscuras. Y eso que se ha lavado las manos y la cara con el guante de aseo, incluso se ha enjuagado el pelo porque lo tenía lleno de ceniza. Aun así, la punta de los dedos vuelve a estar llena de hollín; aunque los sacuda, el negro sigue extendiéndose por los dedos y las palmas, hasta las muñecas y, sin duda, la cara. Al recordar las hogueras, Renée siente un malestar inexplicable. Está escribiendo a Artur Feuerbach para anunciarle que su hijo nació hace tres semanas. Después de la fuga y del regreso calamitoso al *Heim,* dejó de escribirle. Y, como era de esperar, no ha recibido ninguna carta de él. Al final, arruga el folio ennegrecido. Lo arroja a la papelera. Yerra el tiro, pero no se levanta para recoger la hoja.

La hostilidad que le demuestran las mujeres no disminuye, al contrario. A medida que la situación se va degradando, le reprochan más que nunca que sea extranjera, francesa, por si fuera poco. *Du Dirne, du Französin,* zorra, francesa. Sin comprender del todo las palabras, Renée intuye que le dicen que se vuelva a su casa. Aquí no hay suficiente para todos y algunas se pelean peor que los hombres. Por una lata de leche, por un pedazo de pan, por una cuna. Y nadie interviene ya, ni el doctor ni las *Schwestern.* Nadie contesta ya a las preguntas.

Su corazón insensibilizado se había habituado a la soledad, el sosiego, los horarios regulares. La desorganización que ahora acompaña el amontonamiento de mujeres y bebés en un espacio cada vez más estrecho la perturba. La importuna en su tristeza, que, tras el nacimiento de su hijo, era casi confortable. En este *Heim*, donde desde que entró todo parece tener que ser ordenado, razonable, apacible, y donde cualquier exceso es reprochable, el caos no presagia nada bueno. Las hogueras anuncian que la guerra toca a su fin. Que deberá marcharse. Fuera solo le aguarda la muerte. Renée se aferra a Arne como la niña asustada que sigue siendo abrazaría a su muñeca preferida. El niño duerme en su cama, del lado de la pared, tapado con una simple sábana.

En la cuna con barrotes duerme una niña muy pequeña, de apenas unos meses. Renée comparte ahora la habitación con una madre alemana y una holandesa embarazada, Frida y Frauke, y ninguna conoce la lengua de las demás. Los niños se turnan para dormir en la cama infantil, pero la mayoría de las veces Arne duerme con su madre, debidamente fajado y rodeado de almohadones. Las mujeres apenas se dirigen la palabra, cada una ensimismada en su desgracia. Su silencio es el de una tregua sin amistad, porque hace semanas que todo empieza a escasear y tienen hambre. En cualquier caso, saben que lo peor aún está por venir. Frida y Frauke llegaron hace poco, en medio de un desorden indescriptible, están muertas de miedo, Renée lo percibe. La joven se alegra de poder amamantar a Arne: a ella le faltan cosas, pero a él no le faltará de nada.

«Doe dat licht toch uit», es Frauke, que le dice en neerlandés que apague la luz, está tumbada en el colchón dispuesto entre las dos camas, por las sábanas solo asoma su abundante melena desgreñada. Renée entiende *«licht»* y deduce que debe apagar la lámpara de noche. Y acostarse, Dios, está exhausta, pero siente que el sueño no llegará. Debido al humo que acaba de respirar, le escuecen los ojos. Y el olor a quemado está por todas partes, flotando en el aire, o quizás sea ella la que tiene la boca y las fosas nasales llenas de ceniza. Renée apaga la lámpara, se vuelve hacia su hijo con cuidado, para no despertarlo. Arne también huele a fuego.

Renée no se duerme en la oscuridad. Sea cual sea la posición que adopte, siente que sus huesos asoman a través de la piel, incómodos, duros, casi dolorosos. Tiene la impresión de que empieza a amanecer, porque por la rendija de las cortinas se filtra un poco de luz. Contempla a Arne mientras duerme. Ve pasar por su cara la manifestación de todas sus emociones. Adivina ya lo que luego será una sonrisa.

El niño respira como un conejito acosado. Las manos diminutas se cierran, se abren, se chupa dos dedos, leves movimientos entrecortados, su pecho minúsculo sube, baja, muy deprisa, casi un estremecimiento. De repente, abre las manos y los brazos, como si fuera a alzar el vuelo. Gestos incontrolados, los mismos que tenía antes de nacer, cuando Renée los contenía. No le gustan los espacios demasiado amplios, prefiere anidar, ovillarse, vivir en brazos de su madre, vivir envuelto, acurrucado a su lado.

La vibración imperceptible del labio inferior.

Chillidos, gorjeos, bostezos, ruidos de succión de los dedos en la boca, temblores, hipo.

Un universo de sueño y animalidad.

Cuando Renée lo acaricia, él se sobresalta y hace un gesto espacioso con los brazos.

El espectáculo de Arne dormido la sosiega siempre, pero esta noche no es suficiente. Renée se levanta con delicadeza, entreabre las cortinas, mira el jardín. El cielo no ha palidecido con el alba, sino con las reverberaciones de las hogueras, que siguen ardiendo.

¿Qué estarán quemando día y noche?

¿Cajas y cajas de qué? Renée envuelve a Arne y lo deja en la cuna con barrotes, al lado del otro bebé. Lo tapa con una toalla doblada en dos, lo arropa. Enjuga con el índice una pequeña burbuja de saliva en una comisura de los labios del niño.

En bata, sale de la habitación, del edificio por la parte trasera, baja los escalones como una exhalación. El olor del fuego ahoga el de las hierbas aromáticas.

Helga

DIARIO DE LA SCHWESTER HELGA

Heim Hochland, 30 de abril

Nuestros enemigos han tomado Múnich. Estamos destruyendo todos los documentos administrativos referentes a nuestros *Heime*. Esta noche me he cruzado con el doctor, quien, por fin, me ha dicho que las órdenes venían «del alto mando», del *Reichsführer* en persona: «*Befehl ist Befehl*». Las órdenes son las órdenes.

Helga no cierra el cuaderno. Los bombardeos han cesado, no logra conciliar el sueño. Noche negra, lámpara encendida, pero tapada con un pañuelo azul oscuro. Carpetas cerradas a su lado. La cama de al lado está vacía porque la Schwester Adelheid tiene guardia.

~~Dudo.~~

Helga tacha. Relee el fragmento de la carta en que el *Reichsführer* la describe como una «encantadora *Schwester* de Grasberg que me ha causado la mejor impresión», mete de nuevo el folio en el sobre y este en el cuaderno. Aprieta con un dedo titubeante la comisura del ojo derecho. La tristeza sigue su ascenso, como una ola.

Helga ha leído los informes confidenciales. La mayoría hacen referencia a la creación del proyecto *Lebensborn* y de los *Heime*, los detalles y su organización. De ellos, la *Schwester* ha sacado unos cuantos documentos, que ha puesto debajo del último dosier, como si pretendiera esconderlos. Se trata de un discurso del *Reichsführer* del 14 de octubre de 1943, con una nota manuscrita dirigida al doctor «Para que la envíes a todos los directores de los *Heime, mein Freund*»:

> Es evidente que un crecimiento semejante de los pueblos puede generar varios tipos racialmente válidos. Creo que en esos casos debemos sacar a los niños del medio donde viven y traerlos con nosotros, incluso si para ello tenemos que arrebatarlos a la fuerza o robarlos. Una medida como esa puede parecer extraña a nuestra sensibilidad europea, y algunos me dirán: «¿Cómo puede ser tan cruel de arrancar a un niño de su madre?». A esa pregunta respondo: «¿Cómo podéis ser tan crueles de dejar en el otro bando un futuro enemigo genial, que más tarde matará a vuestros hijos y nietos?». ¡O recuperamos esa sangre superior para utilizarla a nuestro favor o, por despiadado que les parezca, señores, destruiremos esa sangre! No podemos asumir la responsabilidad de dejarla al otro lado.

Una carta antigua dirigida al doctor Ebner, fechada el 25 de agosto de 1941. Concierne a veinticinco niños de la región de Banat, en Rumanía, que la VoMi* llevó al castillo de Langenzell:

* La VoMi (Hauptamt Volksdeutsche Mittelstelle) era una agencia nacionalsocialista cuya misión consistía en defender los intereses de los Volksdeutsche, es decir, de los descendientes de los alemanes nacidos y residentes fuera de Alemania. *(N. de la A.)*

> Desde el punto de vista racial, solo algunos niños pueden enriquecer nuestro patrimonio. En total, dos son válidos para la adopción. Los dieciocho restantes no lo son debido a la edad, así que deberán ser enviados a unos padres de acogida o a trabajar. Otros cinco tendrán que ser totalmente rechazados desde un punto de vista racial y biológico. De los cinco, Agnès Fiala debe ser esterilizada, dado que los jóvenes del campo empiezan a mostrar interés por ella. Además, hay que esterilizar de inmediato a dos niños más: uno de ellos, Nikolaus Reiszer, porque es tuberculoso, el otro, George Kuhn, porque tiene aspecto degenerado, con las orejas despegadas y los hombros caídos.

La evocación de esa esterilización le trae a la memoria a Frau Geertrui. La Schwester Helga cierra los ojos. «*Mein Got,* Dios mío, no sabía nada.»

Hay otras cartas dirigidas al doctor que también le han helado la sangre: en ellas se habla de las inyecciones de hormonas que les han puesto a muchachas del Este de categoría I en la *Heimschule* de Illenau, en Achern, para acelerarles la pubertad.

Una lista negra de la Oficina Alemana de Adopciones: nombres, fechas y lugares de nacimiento, cientos, miles de niños imposibles de acoger. En ella aparece escrito dónde nacieron, pero no dónde se encuentran en la actualidad.

Los intercambios entre el doctor Ebner y varias familias adoptivas, que se quejan de que la edad oficial del niño no se corresponde con la biológica. Uno de ellos, un *Obersturmführer,* se sorprende. ¿Cómo es posible que se ignore la fecha de nacimiento de un huérfano alemán? Si la fecha de nacimiento es inexacta, ¿qué hay del lugar? ¿De dónde ha salido entonces ese niño?

La correspondencia entre el doctor Ebner y Günther Tesch, el jurista del *Heim*. Relativa, en concreto, a los nuevos certificados de nacimiento que hay que procurar a los niños de *guten Blutes,* de buena sangre. «Los nombres y apellidos deben germanizarse cuando se pueda, de manera que los nuevos se parezcan lo más posible a la raíz y a la sonoridad de los nombres originales. De no ser así, hay que ponerles nombres alemanes habituales, evitando aquellos que tengan un origen religioso». Se trata de privar de recuerdos a los más jóvenes, unos niños que apenas tardarán unos meses en olvidarse de su nombre de nacimiento y de sus padres biológicos; se trata de hacer *tabula rasa,* de crear una masa viva con la que modelar a nuestros futuros guerreros.

La correspondencia entre el doctor Ebner y los responsables de los orfanatos de las SS de Kalisz en Polonia, adonde el médico ha viajado en varias ocasiones. Hace referencia a los niños alemanes y *Volksdeutsche,* esto es, germanos o susceptibles de ser germanizados, polacos, yugoslavos, rumanos, rusos, niños franceses, austriacos y noruegos, hijos de criminales fusilados, de miembros de la resistencia ejecutados, de huérfanos y de niños capturados en virtud de órdenes especiales, de criaturas robadas «por su propio bien». Un sinfín de niños. Los mayores entregados a la NSV y a la VoMI. Los más pequeños al *Lebensborn.* Heim Pommern, en Bad Polzin; Heim Taunus, en Wiesbaden; Heim Alpenland, en Oberweis. Y Heim Hochland, en Steinhöring.

Niños repartidos en las categorías I, II, III y IV. La manera de medirlos de pie, sentados; de medirles el cráneo, el azul de los ojos y la tonalidad del pelo rubio. Precisiones sobre los ángulos en que deben efectuarse los retratos. La categoría I y varios niños de la categoría II destinados a ser germanizados. El 27 de junio de 1942, una carta de un tal Obersteiner anuncia que unos niños yugoslavos de las categorías I y II, de entre seis meses y seis años de edad, van a ser trasladados al Heim Hochland, «responsable de los cuidados» que se les prestarán o que se encargará de «de darlos en adopción».

Niños abandonados, niños arrebatados al azar, niños nacidos en los campos de concentración, enviados a los campos de trabajo, a los campos de la Oficina de Repatriación Alemana, niños de madres deportadas, de madres muertas o vivas, niños de padres rebeldes, de padres expulsados, reinstalados, deportados, exterminados. Niños útiles e inútiles. Válidos y no válidos. Que causan buena o mala impresión. Atendidos o esterilizados o deportados o muertos. Enviados a campos especiales para niños problemáticos, a instituciones para niños aceptables, *Heimschulen*, escuelas del *Reich*, Napola, BDM, Majdanek, Auschwitz.

~~«Si de verdad hemos hecho lo correcto, ¿por qué destruimos los archivos?»~~

Helga tacha de manera que no se pueda leer ninguna palabra. Agujerea el papel con la pluma estilográfica en varios folios. La suelta. Le vibra la mano. Se le empañan los ojos. Abre la boca, la cierra, muda.

Destruir, destruir todo eso.

La *Schwester* se pone en pie, coge los tres dosieres y mete los documentos que ha sacado, incluido el discurso del *Reichsführer* con la nota manuscrita.

Renée

En las inmediaciones del estanque, la hoguera de papel, semejante a una hoguera de paja. En el centro, una caja tarda en prender, luego arde de golpe lanzando llamas de varios metros.

No queda nadie, el único que alimenta el fuego es un joven de las SS, que mira las llamas un buen rato y luego coge una nueva caja. Renée se acerca, se pone frente al fuego, que le quema la cara. La joven se aparta, recula dos pasos. Recoge unas hojas. Las levanta hasta la altura de los ojos: todo está en alemán, tipografía gótica, nombres que desconoce. El expediente de una mujer, Ingeborg Blank, con una fotografía de perfil de tres cuartos. La cara severa, el pelo trenzado. Renée descifra las palabras, *Kindesvater,* eso significa padre del niño, y el nombre de un hombre, Rudolf Werner, sus datos personales, su fecha de nacimiento, su grado militar, su domicilio, varios párrafos manuscritos. La joven lo suelta.

Renée titubea, se apoya en una pierna, luego en la otra. Con el reverso de un brazo se enjuga el sudor de la cara, que le arde. La reverberación del fuego le enrojece aún más el pelo, parece encenderlo. El cabello absorbe el calor hasta la incandescencia, hasta tal punto que Renée no puede pasarse la mano por él. Si sigue aquí, acabará por prender, por fundirse cual metal cobrizo.

Ahí dentro, en una de esas cajas, está su dosier. El de Artur Feuerbach. Su dirección. Todo lo que ella no sabe de él, lo que no ha tenido tiempo de conocer. Dentro está la esperanza de volver a verlo un día. Quizás la ceniza que se ha restregado del vestido fuera la de su expediente.

De Artur Feuerbach, Renée guarda una fotografía rota y pegada, pero que sigue estando arrugada. Una carta tan manoseada que los pliegues empiezan a ceder, la fibra de papel se está aflojando; hace unos días tuvo la impresión de que la tinta se había descolorido, y después la metió de nuevo en su sobre sin atreverse a tocarla más, como si fuera una reliquia. De ese hombre solo le queda una hoja de papel hecha pedazos. Y Arne. Renée se dice que Arne no conocerá a su padre y enseguida la invade una cólera que le retuerce las facciones. Menudo desperdicio: Arne es tan guapo, tan perfecto, tan inocente, y, sin embargo, no tiene un padre que lo quiera y lo proteja. Artur Feuerbach los abandonó cuando eligió ir a combatir y, sin duda, a morir. Que las hogueras se eleven y lo quemen todo, que quemen a las zorras alemanas que susurran *die Französin* cuando pasa por su lado, que murmuran, se mofan de ella. Que las hogueras lo abrasen todo, lo laven todo, y que los cabrones de los franceses y los cabrones de los *boches* se maten entre sí y que no quede uno solo. *Boche,* cabrón, muérete. ¡Muérete, Artur Feuerbach!

Helga

Cerca de la hoguera, el joven de las SS —¿diecisiete años?—, con la boca abierta, mira sin hacer un solo gesto a Frau Renée, que, medio desnuda, revolotea alrededor de la hoguera. Renée da la vuelta a las hojas, las recoge, las tira, trata de descifrar algunas. Ademanes crispados, febriles, su vida solo depende de eso. Un lado de la bata se le incendia y ella empieza a dar vueltas sobre sí misma como una peonza. Helga deja sus tres carpetas en el suelo, se precipita hacia ella, agarra la prenda ardiendo y sofoca la llama; Renée percibe el olor a pelo quemado y a ceniza. La joven vuelve a rebuscar entre los documentos que están esparcidos por el suelo, excava como si estuviera haciendo hoyos para desenterrar algo. Helga le zarandea un hombro. «*Was ist los mit dir?*» ¿Qué te pasa? Renée la mira fugazmente. «¿Dónde está él?» Se zafa de la enfermera, agarra más papel con las manos quemadas, un paquete entero, abraza todo lo que puede contra su cuerpo.

Renée se acerca a la hoguera y se inclina hacia ella para aferrar una hoja que se ha salvado del fuego. Un mechón pelirrojo se incendia y ella lo apaga con las manos. La ceniza que cubre su cabellera, cortada ahora de cualquier manera, la blanquea y la envejece cruelmente. Un brutal olor a faneras calcinadas, una mirada de animal atrapado en un incendio en el bosque. La joven tiene en las manos un puñado de hojas que ha arrancado al azar del fuego, de la hierba tapizada de blanco, carbonizada.

Ante ella, el fuego se intensifica. En lo alto, el cielo clarea, ya está amaneciendo. El oficial de las SS acaba de poner en el centro una nueva caja, que en un primer momento arde poco a poco en los bordes de madera; luego, cuando las llamas alcanzan el corazón de papel, se elevan de golpe. Se alzan hacia el cielo, se mezclan con él. En la luz, una nieve de ceniza gira como una peonza, ¿cuándo se posará? El calor arrecia, le abrasa la cara. Renée tiene la piel sudada y la ceniza se le pega, la tiñe de gris, la borra.

Helga permanece ahí unos minutos, con una mano apoyada en el hombro de Renée, que ya no se mueve, el pequeño hombro de huesecitos de pájaro, de cartílago. ¿Qué será de ella? Esta *Französin* está *völlig übergeschnappt*, loca de atar. Cada día más guapa y cada día más loca. Y qué joven parece. Una niña-madre. Dentro de poco hará cuarenta y ocho horas que arden las hogueras. Habrían podido incendiar también todos los barracones anexos; como son de madera, no habrían tardado ni dos horas en arder. Y, ya puestos, también el *Heim*. En ese momento hay papeles por todas partes, papeles intactos, fragmentos, ceniza y más ceniza. Por dondequiera que se camine, dentro o fuera, hojas desparejadas y papel quemado.

La *Schwester* mira cómo se consumen los cartones, cómo desaparecen las caligrafías y las palabras. Cómo se desvanece el origen de todos esos niños, que no hablan y a saber de dónde proceden. Mira cómo el fuego borra su pasado. No es necesario que haga nada, no se mueve. Helga no se mueve. Está hipnotizada por las llamas.

Recoge los tres expedientes. Los lanza al centro de la hoguera, recula. Color arena. Color de fuego. Color de ceniza. Polvo. Con la mano izquierda se aferra la derecha para que deje de temblar.

Marek

Un refugio, una guarida, una idea de cabaña, dimensiones reducidas; en realidad, un basurero para residuos vegetales. La caja tiene más o menos un metro y medio de anchura y una longitud de tres, además de una tapa de tablas que chirría cuando se abre. Insectos inofensivos, coleópteros y gusanos de tierra. Un ratón de campo de vez en cuando, que escapa sin embargo al menor movimiento. Marek pensaba esconderse aquí solo una noche, pero ya lleva dentro cuatro días. Ha hecho un agujero y se encava en él, acurrucado entre las ramas y las hojas secas con las que ha revestido su madriguera y que lo protegen de la humedad de los vegetales en descomposición.

Cuando se enteró de que los prisioneros regresaban a Dachau, escapó, se escondió en este lugar, que conoce como la palma de su mano. No quiere volver a Dachau bajo ningún concepto. Fue el sábado, el 28 de abril. Hoy es 1 de mayo, sigue esperando a que los SS vayan a buscarlo, aguarda a que le disparen. Sabe volverse invisible entre los restos, también sabe que es un lugar donde irán a buscarlo, un escondite obvio, donde los perros lo encontrarán enseguida. Pero nadie ha aparecido por aquí en cuatro días. ¿Se habrán marchado como estaba previsto, sin preocuparse por él? El sol penetra por el follaje de los árboles y después atraviesa los intersticios de la madera. Le gustaría poder acostarse al sol, sobre la hierba, quizás así estaría más caliente. Deben de ser las nueve de la mañana, puede que las diez, y, como todos los días, Marek se dice que se marchará esa noche. Pero al final no se decidirá a hacerlo.

Espera a que anochezca para beber. Bebe el agua directamente del estanque, tumbado boca abajo, lame el agua y su aroma a fango y, sin duda, los minúsculos organismos que la oscuridad le impide ver cómo flotan en ella.

Después de beber, Marek mira las hogueras que arden al otro lado del estanque, hay al menos tres. A pesar de que solo distingue una con claridad, los penachos de humo y la ceniza incandescente revelan la presencia de otras, en ocasiones su aroma le llega con el viento. Un viento cargado de olor a fuego. Arden noche y día. Cuando está demasiado cansado, se tumba de espaldas en la hierba y contempla las estrellas. Le duele el estómago, un odre lleno de líquido y de ruidos acuáticos cuando se mueve. Le cuesta centrar el pensamiento. En los momentos de lucidez, se dice que ya no es capaz de reflexionar, que ha perdido la razón, que se está convirtiendo en una alimaña de nuevo, que está empezando a hibernar en plena primavera. Ya no tiene cabeza, solo es una barriga, un dolor de barriga, se ha transformado en el hambre, clavada en un corazón de animal.

Ayer tenía ceniza en la boca, en el estanque hay mucha, además de papeles en la superficie, que han escapado al fuego. Recuperó en la lengua lo que en un principio creyó que era un trozo de hoja de árbol. A la luz del día vio que era un resto blanco de papel, quemado en los bordes, con palabras incompletas. Se lo comió.

Hace cuatro días que Marek solo se alimenta de mondaduras podridas y de patatas crudas; pasó el domingo por la noche hurgando en el pequeño campo colindante, buscando verdura fresca. El domingo, unas mujeres, que él identificó como criadas, fueron a comprobar si no habían olvidado alguna hortaliza y se marcharon con las manos vacías; pero le dieron la idea de cavar a su vez y así fue como encontró tres: las mujeres tenían menos hambre que él. En cuanto a las mondas, ha tenido tiempo de seleccionarlas bien, de apartar las que están en mejor estado. Marek ha construido una suerte de despensa en un rincón del refugio. Espanta a los insectos. Nadie lleva ya peladuras frescas, ya no tienen tiempo de llegar hasta allí; sin duda, en la casa grande ya no debe de haber nada que llevarse a la boca, así que las mujeres se las estarán comiendo, se dice Marek. No sabe si el dolor de estómago es debido al hambre, al agua del estanque, al tipo de alimentos o a la desgracia. El mal se ramifica hasta el cráneo y los dientes.

Marek sabe que tiene fiebre, que la fiebre es lo que le impide marcharse, tiembla día y noche, se marea cuando se levanta, siente los músculos doloridos y débiles. La fiebre le hace soñar cosas extrañas, le ayuda a soportar los insectos en la piel. A causa de ella, no consigue dormir de verdad ni despertarse del todo. Empieza a contar de nuevo *Eins Zwei Drei.* Las cicatrices que tiene en la espalda le escuecen. Marek se pregunta si la fiebre tendrá el poder de reabrir las heridas, si podrá agujerear la carne igual que el calor hace estallar un fruto demasiado maduro; siente que la piel rezuma, suda, exuda jugos, sudor, sangre, linfa, secreciones, su piel está fermentando. *Vier Fünf Sechs.* Siente la orina caliente que fluye hasta los talones, tiembla.

Sale cuando está oscuro. Con las primeras luces del alba se esconde en la caja de madera, se entierra entre las plantas muertas, el moho y el hormigueo. Las mujeres de la gran casa blanca se levantan temprano; un poco antes de las cinco encienden las luces y descorren las cortinas, a pesar de que luego salen mucho más tarde. Por la mañana o al final del día, las jóvenes trabajan un poco, se ocupan de la ropa o de preparar la verdura en el prado. Pero, sobre todo, pasean, y cuando pasean, dan la vuelta al estanque. Siempre. Y la mayoría de las veces lo hacen en el mismo sentido: el de las agujas del reloj. Las mujeres pasan por su lado, pocas veces solas, a menudo en pequeños grupos de dos, tres o cuatro. Pasan a unos metros de él. A veces se sientan en la orilla del agua, tan cerca que Marek las oye conversar, capta alguna palabra en alemán. En ocasiones se acercan también las enfermeras empujando unos cochecitos amplios, donde caben tres o cuatro niños. Pero hace dos días que Marek no ha visto a ninguna enfermera, solo a unas pocas mujeres. En el *Heim* hay menos movimiento.

Salvo las criadas que fueron a buscar las patatas, ayer solo tuvo una visita. Fue a eso del mediodía, mientras estaba escondido en su agujero, con la tapa cerrada, dormitando, contemplando la luz que atravesaba las tablas. Al oír un ruido de pasos en las inmediaciones, se quedó petrificado. Era la primera vez que alguien se aproximaba tanto. Los pasos eran ligeros, los de una persona sola. Luego, una voz canturreando. Una mujer. Olor a fuego y a ceniza. Marek no se movió. La mujer entonaba una nana francesa. Los pasos se alejaron.

Marek se enderezó, las ramas crujían y el ruido lo obligó a quedarse de nuevo quieto unos instantes. Vio a la mujer a través de las rendijas, de lado, sentada al borde del estanque. Vio llamear su cabellera, cómo se afinaba su silueta con la luz, la cabeza de un bebé minúsculo. Era la joven pelirroja, la misma que tenía la cabeza rapada y con la que se cruzó el verano pasado en ese mismo lugar. En ese momento, en cambio, la melena le rozaba los hombros y olía a quemado. Marek recordaba perfectamente su cara, aún infantil, y sus ojos de color verde jaspeado. El niño que tenía en brazos debía de ser muy pequeño. Calculó que su hijo sería mayor, poco más de cuatro meses, que Dios lo proteja. La mujer permaneció allí un cuarto de hora más o menos, meciendo al niño y cantándole sin parar, palabras indistinguibles, un tarareo. Marek no se dejó ver. La joven se levantó echando una última mirada alrededor y luego se puso de nuevo a andar canturreando, se detuvo un momento para escuchar el balbuceo de su hijo.

Cuando Marek consideró que estaban suficientemente lejos, abrió la tapa chirriante. Tarareó también la nana, solo la melodía, sin la letra.

Desde que vio al recién nacido en brazos de la joven, no deja de pensar en el hijo de Wanda. Se lo imagina, lo ve, sueña con él en cuanto cierra los ojos. Casi llega a olvidar el hedor de la celulosa pudriéndose, del moho, casi puede percibir su olor cálido, azucarado y lechoso a bebé.

Helga

Adelheid no se ha presentado en su puesto esta mañana ni a la hora del almuerzo, ha desaparecido. Después de comer, Helga sube a su habitación. Abre el armario: vacío. Un encendedor abandonado. Lo vuelve a cerrar. Mira por la ventana, el jardín, ahí no, ahí tampoco. Solo queda una hoguera en las proximidades de los edificios anexos, ahora invisible; lo único que se percibe es el olor a papel y a madera carbonizados. Por lo demás, hay ceniza por todas partes, y hojas de papel, folios enteros, restos mecanografiados, pedazos de cartas escritas a mano, vestigios de documentos; en cuanto uno mete el pie allí, tiene la impresión de caminar entre palabras, nombres, polvo y ceniza, de pisotear el pasado, el presente, el futuro.

Helga sale de la habitación. En la sección de las internas, una mujer se revuelca por el suelo del pasillo ante la indiferencia general. Arriba, los gritos de una discusión violenta. Berridos infantiles por todas partes. A través de las ventanas abiertas se oyen a la vez los chillidos de los del *Heim,* que acaban de salir, y los de aquellos que han metido en el edificio contiguo, niños gritando, contagiados por la inquietud que provocan el racionamiento de víveres y el miedo de las mujeres que los cuidan. Se los oye a oleadas, unos momentos de tregua y luego todo se reaviva y se multiplica por doquier.

En el pasillo de los despachos, dos soldados que transportan una cómoda enorme hacia el vestíbulo casi tiran a Helga al suelo. Detrás de ellos va Max Sollmann, quien, desde hace más de una semana, supervisa el traslado de cajas, muebles y espejos. Se lo llevan todo en unos camiones que los soldados cargan una y otra vez. Los vehículos regresan vacíos y enseguida vuelven a llenarlos. Alfombras, vajillas, cuadros, *boiseries,* hermosos objetos esculpidos, cajas que parecen pesar mucho. Helga sacude la cabeza. Los SS, que antes solo entraban en el hogar para las Bendiciones del Nombre, se mueven ahora por él como por un palomar y da la impresión de que, vaciando el *Heim,* permiten que la guerra entre en él. Aunque eso ya no parece tener mucha importancia, que estén dentro o fuera, que se los vea o que se escondan. Una de las internas, esposa de un *Obersturmführer,* le habló ayer de una «evidente falta de consideración» y eso es, sin duda, lo que más aterroriza a las mujeres. ¿Qué va a ser de ellas? ¿Adónde se están llevando todas esas cosas?

El doctor no está en su despacho, sino en la sala de partos. Le ha permitido entrar sin alzar la mirada, a la vez que se ponía los guantes quirúrgicos.

—Dígame, Schwester Helga.

—La Schwester Adelheid se ha marchado, *Herr Doktor.* ¿Le ha dicho algo?

El médico parece no entenderla.

—Schwester Helga, le ruego que compruebe la temperatura de todos los recién nacidos de la sala en primer lugar y luego de los que están con sus madres. La Schwester Barbara se ha dado cuenta de que el pequeño Wolfgang tiene neumonía y lo hemos aislado.

—Solo nos faltaba una epidemia, doctor —dice la Schwester Helga con voz ligeramente trémula.

—Y Frau Elisa tenía treinta y nueve esta mañana, no me ha dado tiempo...

—De acuerdo, doctor.

—Frau Gudrun está de parto, el primer hijo, como ya sabe. Las próximas horas serán tranquilas...

—Le echaré un vistazo, doctor.

Susurra señalando con la barbilla el biombo, detrás del cual hay una interna y una joven *Schwester* haciéndole preguntas.

—Frau Ilse. Espero no tener que hacerle una cesárea.

Con ojos fugaces e inquietos, el médico se dirige hacia el biombo. La Schwester Helga deja la sala a paso rápido.

DIARIO DE LA SCHWESTER HELGA

Heim Hochland, 2 de mayo de 1945

Adelheid se ha marchado sin decir una palabra a nadie. Adelheid, Inse, Vera, Heide, todas se han ido. A veces tengo la impresión de que el viento nos trae el ruido de las balas; pero fuera del *Heim* no se está mejor que dentro. Además, suceda lo que suceda, pienso quedarme. Sin *Schwestern* que los cuiden, ¿qué será de todos estos niños, de las mujeres enfermas, de las que están a punto de dar a luz? Tengo miedo, pero ¿cómo podría vivir sabiendo que los he abandonado, sobre todo a los niños? ~~Cada vez que tengo uno en brazos, recuerdo a Jürgen. ¿Qué tenía que ver esa pobre criatura con todo esto? Nada, absolutamente nada. Su recuerdo me resulta ya insoportable. Mis pensamientos se han transformado en una enfermedad, me devoran, y yo me desprecio por permitirlo. La única manera que tengo de apartar de la mente la cara de ese niño y de su madre es mirar la de otras mujeres, la de otras criaturas, cada vez hay más mujeres y niños tras los que ocultar a esos dos desventurados.~~

Marek

Es el amanecer del 3 de mayo, calcula Marek. A lo lejos se oye ruido de motores, procedente del lado de la estación, luego se instala el silencio. El silencio absoluto, habitado por el sinfín de minúsculos rumores que lo mecen desde hace cinco días. El viento entre las ramas en lo alto. Las hojas arrugadas. El zumbido de los insectos, tan intenso que Marek tiene la impresión de estar en el interior de una colmena. La pulsación de su sangre. El silbido de su respiración, imperceptible. No tiene ganas de moverse, solo quiere dormir, pero le da miedo hacerlo. Anoche soñó que unas larvas penetraban en sus cicatrices, se adentraban en su boca, en el agujero de los dientes que se le han caído. Se despertó gritando, luego escupiendo. Salió horrorizado de su escondite, en pleno día, transpirando y enloquecido. La joven pelirroja no ha vuelto con su bebé. Marek se dice que no tardará en comer tierra y madera, que no tardará en chupar las piedras, en morder la arena y el polvo. Y la noche anterior, mientras bebía el agua del estanque, se ha preguntado si no será más bien el agua la que le está bebiendo a él y tragándoselo desde el interior. Y, mientras se escondía al alba, se ha dicho que si muere ahí, los insectos lo invadirán, lo digerirán como hacen con la hierba y las hojas muertas, y él se fundirá con la vegetación y la tierra.

Nuevos ruidos de motor, esta vez más cerca. Marek se hunde un poco más en el humus que se macera, en la hierba cortada, en la tierra viva, se inquieta con el rumor de las ramas y de su respiración, del movimiento de su caja torácica. Delante de su nariz, una hoja pequeña vibra como un ala cada vez que espira. Unos bichos corren por su nuca. Zumbido de moscas. Ya no respira. Ve por encima de él la madera de las tablas, contempla los rayos de luz alargados. Se pregunta si no será la luz la que acrecienta el dolor de cabeza que lo tortura. La luz se mueve, se dilata, luego se contrae, como si estuviera viva.

El ruido de otro vehículo aproximándose lo paraliza. Al cabo de unos instantes, las voces de unos hombres. No hablan alemán. Gritan, Marek solo comprende que es inglés y que varios se dirigen hacia él, quizás para buscarlo, quizás para orinar, quizás para apostarse ahí. No se mueve. Alguien abre la tapa bajo la que se encuentra Marek, que no ve a nadie. Un hombre grita, *le* grita algo, eso es lo que piensa Marek, hundido en la vegetación. El hombre debe de verlo, ve que la paja y las ramas se mueven, que su torso se levanta y su corazón late. No puede más, antes morir de pie que enterrado vivo. Marek se incorpora, se quita el montón de hojas y restos, primero en lo alto del cuerpo, luego se levanta. Las manos en el aire, ramas en el pelo, un espantapájaros de barro y basura. En un primer momento no ve a los hombres ni el tanque, que están a unos veinte metros. Tampoco al soldado que se encuentra a su lado. Ya no ve nada. Demasiada luz. Le fallan las piernas, se desploma.

Marek siente que unas manos le agarran los brazos, lo levantan, lo sacan de la caja, oye unas voces, muchas voces, o quizás es que resuenan como si estuvieran en una catedral. Distingue un olor interesante. Le han puesto un pedazo de chocolate bajo la nariz. Abre desmesuradamente los ojos y se lo come, casi se come hasta los dedos, mirando al cielo.

El cielo es un resplandor, Marek está envuelto en la tibieza de un magnífico final de primavera. Cuando se levanta, siente en la garganta los efluvios del jardín, una mezcla de jazmín silvestre, asperilla y violetas, titubea, ante sus ojos todo se ennegrece, pero después el mundo vuelve a abrirse y escruta a los tres hombres, unos soldados estadounidenses muy jóvenes, todavía más jóvenes que él, que vuelven a subir al tanque. Uno de ellos le hace una señal con la mano antes de desaparecer. El vehículo avanza hacia el *Heim*. Marek comprende que la guerra ha terminado. Una lágrima. Va a regresar a casa. A su casa, donde están Wanda y su hijo. Va a reunirse de nuevo con ellos, dondequiera que estén. Marek sonríe, una sonrisa algo hundida en la mejilla izquierda, donde le faltan tres dientes. Sonríe al cielo con su gran sonrisa agujereada, y el cielo le acaricia la cara. Marek se desploma.

Helga

Gritos. Fuertes. Helga se despierta. Se acostó a las seis de la mañana, tras haber ayudado a Frau Gudrun a traer al mundo a la pequeña Brunhild poco antes de las cinco. Y tras haber comprobado a las 5.15 que la fiebre de Wolfgang había remitido. Se incorpora a pesar del cansancio: más gritos de los habituales. Semejantes a alaridos ante la muerte, y no de una sola mujer, sino de varias. Helga se viste a toda prisa. El vocerío procede de abajo. Un tumulto. Las internas, las *Schwestern,* los bebés. Las mujeres se desgañitan, hay una que brama en una de las oficinas administrativas de la planta baja, la última del pasillo. Con voz casi ronca dice que es imposible, inadmisible, y que su marido los enviará a todos a morir a Dachau. Enloquecida por el miedo, grita sin ver ya nada. Todos los despachos están abiertos de par en par. Vacíos. También los armarios que hay en ellos.

Helga coge de un brazo a la Schwester Helena, que está tratando de tranquilizar a una madre que solloza, sentada en el suelo con un niño. Se entera entonces de que los SS se han marchado, al igual que los administradores y los responsables. Hasta el *Arbeitskommando.* Todos.

—¿Adónde han ido? —pregunta.

—Se fueron durante la noche —contesta la Schwester Helena riéndose socarronamente—. No queda un solo hombre en todo el edificio.

En ese momento, el doctor Ebner aparece en el pasillo, muy tieso y luciendo el uniforme impecable de *Obersturmführer* de las SS, el que solo se pone para las ceremonias del Nombre. Viene de la sala de partos. Aún tiene sangre bajo las uñas. Todas las mujeres guardan silencio, salvo la que grita. El médico le pone una mano en un hombro y el contacto la sosiega de inmediato. Les dice que no deben alarmarse, que esperen tranquilas, que, más bien, se ocupen de sus hijos, que son el futuro de nuestro país y nuestra esperanza. Y, con su voz habitual: «Günther nació a las 8.04, tres kilos y seiscientos gramos, perímetro cefálico, treinta y cinco centímetros». Acto seguido, acaricia la cabecita de otro recién nacido, que duerme abrazado a su madre, y echa a andar como si nada hacia la entrada del *Heim*.

Con un bebé en brazos, una mujer, que está mirando por la ventana, grita: «¡Un tanque!». Helga se acerca a ella: unos carros de combate rodean el *Heim*, la *Schwester* cuenta dos delante y al menos tres en la parte trasera, detrás del estanque. Ordena a las mujeres que se alejen de las ventanas y que vuelvan al lado de sus hijos. Una de ellas rompe a llorar, otras echan a correr, un gallinero presa del pánico.

Helga se encamina hacia la puerta principal, que el doctor Ebner ha cerrado tras de sí, la abre. Desde el umbral ve al médico con las manos alzadas en medio de la Münchener Strasse. Un tanque avanza hacia él. La *Schwester* reconoce la bandera estadounidense. En el interior del *Heim*, las mujeres y los bebés siguen gritando. Los GI salen del vehículo, son una media docena, caras saludables, uno de ellos mira a la enfermera. Helga ve que uno de los soldados, «un negro», pone al doctor Ebner contra la garita vacía, que otro apunta, oye un chasquido, cierra los ojos, los aprieta hasta que le duelen. Luego, la voz de un hombre: «*Don't shoot! Don't shoot!*», los abre. Un GI con una cruz en el casco, un médico. Los hombres bajan las armas, pero el doctor Ebner mantiene los brazos en alto, sigue aguardando a que lo fusilen. No ha dicho una sola palabra ni ha bajado la mirada, espera, pero el disparo no llega.

Los soldados estadounidenses son diez, luego se convierten en decenas; entran en el *Heim* amenazando con sus armas que enseguida apuntan al suelo, boquiabiertos al ver el espectáculo, la barbilla colgando, los ojos abiertos como platos al ver a todas esas mujeres y, sobre todo, las salas llenas de recién nacidos y de niños pequeños, más de cien; avanzan a través de un revoltillo de colchones esparcidos, alfombras, ropa blanca, de cunas, de niños abandonados en orinales, de orinales volcados por el suelo, y del estruendo, los gritos, los alaridos, los gemidos. Algunas madres tiran de sus uniformes suplicándoles en alemán y ellos las apartan con suavidad. La Schwester Helga oye que los soldados se ríen, puede que también de alivio, distingue las palabras *nazi whores*. Risas de hombres muy jóvenes que se preguntan adónde han ido a parar y que pierden el miedo en un abrir y cerrar de ojos.

Renée

Al lado de una ventana abierta de la sala común, Renée estrecha a Arne contra ella, sujetándolo con un brazo, a pesar de la sábana infantil con la que lo ha atado firmemente a su cuerpo. Está preparada para correr hasta el fondo del jardín, llegar hasta los campos, encontrar la muerte. Renée vacila: a unos diez metros del *Heim* hay varios carros blindados. Quince hombres empuñando carabinas M1 entran rápidamente. Ráfagas de voces. Inglés. Uno de ellos se acerca a las ventanas y a las tres mujeres que están ahí. El soldado se ríe dirigiéndose a sus compañeros, que van detrás de él. Se parece a Artur, misma estatura, misma silueta, misma estructura de la cara. Se ríe al ver a Renée, quizás porque tiene la piel enrojecida, irritada tras la noche en la que todo ardió. Su mirada es dura, desdeñosa. Escupe en el suelo. El escupitajo cae a unos centímetros de los pies del grupo de mujeres. De Renée.

La joven se abalanza sobre él y, sujetando con el brazo izquierdo a Arne, golpea al hombre en el pecho con el puño derecho. Después en la cara. El soldado le agarra el brazo, la aparta con violencia. Renée cae hacia atrás sin dejar de rodear al niño con los brazos. Arne se echa a llorar. Renée alza la mirada hacia el soldado con odio, se yergue.

Él se ha ido ya.

Renée lo odia con el mismo odio que siente ahora hacia Artur. Artur Feuerbach está vivo. La Schwester Helga se lo dijo después de la noche en que quemaron todo en el jardín. La alegría de saber que seguía con vida se transformó casi enseguida en cólera. Está vivo y no le ha escrito una sola vez. «Entonces, ¿va a volver?», le preguntó Renée con los nervios a flor de piel, pero Helga desvió la mirada. De manera que aquí lo conocen, la enfermera podría encontrar a la familia del padre de su hijo. Helga le respondió algo, la joven comprendió *streng geheim* y *verboten*. Estrictamente confidencial y prohibido. La *Schwester* le dijo cosas, sin duda para tranquilizarla, porque sonreía de manera afable; le aplicó una pomada fresca como el agua, como si tuviera sed, por la piel del rostro, hinchado y de color rojo escarlata. Quemada hasta la sangre. La cara se le ha deshinchado un poco, pero el tono no se aclara. Al igual que en una infusión, la sangre ha teñido la piel. Se ha quedado roja, como bajo los efectos de una viva emoción, de una vergüenza lacerante. De una cólera sobrellevada que rebosa por todos los poros.

Renée sabe que el odio es la causa de todo. El único que se libra es su hijo, pero no siempre. También a él lo trata a veces con brutalidad. En ocasiones le parece que el niño es el vivo retrato de su padre. De vez en cuando lo deja en la cuna con barrotes cuando llora. «No te aguanto más, no te soporto más.» Pero luego recula, se arrepiente, lo coge en brazos, «Perdón, perdón, cariño, jamás volveré a abandonarte». Es tan pequeño, tan vulnerable.

Lo abraza contra su pecho mientras observa a esos hombres que invaden el *Heim* y bromean. Luego retroceden hacia la salida, hacia sus carros de combate, sus tanques, sus camiones, su guerra.

Helga

DIARIO DE LA SCHWESTER HELGA

Heim Hochland, 3 de mayo de 1945

Han llegado los estadounidenses. Es el final de nuestro *Heim,* de Alemania. Al marcharse han dejado dos o tres soldados y al médico que salvó al doctor Ebner. Está haciendo un inventario de las infraestructuras.

7 de mayo

Estoy agotada. Escribiré mañana.

8 de mayo

Mañana.

9 de mayo

Mañana, mañana, mañana.

12 de mayo

Casi diez días sin escribir. Días negros. Nada para dar de comer a los niños. Yo misma no he probado bocado desde anoche, una taza de leche azucarada con pan. Abastecimiento aleatorio, varios lugareños dan algo a las religiosas, los estadounidenses traen raciones de alimentos militares, sobre todo tubos de leche. El *Heim* ha sido recalificado como «hospital infantil». Ayer llegaron veinte niños de entre tres y seis meses, nadie sabe de dónde proceden, ¡nadie los acompañaba! El chófer era un soldado estadounidense que no nos dio ninguna explicación. Todos lloraban, tenían los pañales empapados. Los cambiamos y les dimos leche diluida, que no los calmó.

Heim Hochland, 16 de mayo

Ayer, 15 de mayo, llegó el doctor Kleinle, un médico de la Wehrmacht, pediatra. ¡Qué alivio!

En el pasillo que lleva al antiguo despacho del doctor Ebner, donde se ha instalado el doctor Kleinle, aguardan las *Schwestern*, unas quince en total, jóvenes, inquietas, silenciosas o murmurando en pequeños grupos. Se abre la puerta.

—*Schwester Helga, bitte.*

La enfermera entra y saluda con una inclinación de cabeza. Un hombre grueso, mirada amable y sombría; se restriega la frente con los dedos índice y corazón, un tic.

—Schwester Helga Lindenthal, veintidós años. Pronto hará dos que trabaja aquí, ¿no?

—*Jawohl, Herr Doktor.*

—Y usted es la única enfermera con formación.

—*Jawohl,* las *Blaue Schwestern...*

—Lo sé, lo sé. Estoy al tanto de la situación. Usted puede quedarse. Se lo agradecería incluso, porque todas las *Blaue* deben marcharse con sus hijos, en caso de que los tengan, órdenes de los estadounidenses.

—Pero, *Herr Doktor,* ¡aquí hay más de trescientos niños! ¿Cómo nos las arreglaremos?

La enfermera se tapa la boca con una mano, como si se hubiera ido de la lengua.

—Con la ayuda de las monjas salesianas lo conseguiremos. Vendrán más. Como ya sabe, las *Blaue Schwestern* y las religiosas no se llevan bien.

Helga lo sabe de sobra. Las *Blaue* y su arrogancia, incluso en la derrota. Las salesianas, que, por su parte, las consideran unas mujerzuelas, madres solteras uniformadas. El doctor retoma el hilo de la conversación:

—Otra cosa, la felicito por los partos que ha supervisado en las últimas semanas, ¿siete en total?

—*Danke, Doktor.* Siete, sí, pero el mérito no es mío. Como decía el doctor Ebner, la ausencia de complicaciones se debe a la calidad excepcional de las parturientas.

El médico tuerce el labio inferior. Al final dice:

—Es posible, Schwester Helga. Es posible. Puede proceder.

—Doctor, hoy hemos dado de comer patatas machacadas incluso a los bebés más jóvenes, la mayoría tienen cólicos y...

El médico suspira, fatigado.

—Sí, los estadounidenses han prometido traer leche esta noche.

En la sala común, transformada en *Kindergarten* para los niños de más de doce meses, las cunas con barrotes están alineadas en largas filas separadas por pasillos que permiten a las cuidadoras acceder a ellas. Hay más de cien, y dos monjas, velos negros, cuellos blancos, grandes crucifijos, les toman la temperatura a los niños que pueden tener fiebre. Es un día de mayo soleado, pero los pequeños aún no se han levantado. Algunos lloriquean. Otros se balancean hacia delante y hacia atrás tratando de tranquilizarse. Un niño se golpea una y otra vez la cabeza contra los barrotes. Helga quiere cogerlo. El pequeño retrocede hasta el fondo del lecho, visiblemente asustado. La víspera les costó sacarlos al jardín, por primera vez desde hace una semana. Los niños se comportaron como pequeños animales, moviéndose, llorando, desplazándose en grupo como una horda salvaje.

Muy poca leche. Muy pocos brazos. Muy poco tiempo.

Renée

Hace varias semanas que el hombre se levanta, que camina. Pasitos de viejo. Es el hombre esquelético que la empujó aquel día de verano, que le aceleró el corazón de miedo y de sorpresa. Y de compasión, cuando lo vio escapar aún más asustado que ella. El hombre para el que guardaba su pan a principios de otoño. Un polaco que no regresó a Dachau con el resto de los prisioneros del campo de concentración.

La piel le toca los huesos. Comer le hace daño. Tiene hambre, pero su barriga ya no retiene nada. Su cuerpo ya no es capaz de fabricar carne ni sangre y su piel es un saco que se ha secado, un saco demasiado grande y lleno de pequeñas cosas duras, resecas, usadas; al mirarla, la textura recuerda la piel de un viejo fruto bruñido por la luz. El hombre parece que está siempre deslumbrado. Pasa mucho tiempo en el jardín, detrás del *Heim*. Sentado contra uno de los muros bajos de gruesas piedras que rodean el talud, recibiendo el calor que estas absorben durante del día, la cara vuelta hacia el cielo, los ojos cerrados. Hoy tenía material y una trona y la estaba reparando con parsimonia.

El hombre también la ha reconocido. Renée se ha dado cuenta y ha estrechado con más fuerza al niño contra su cuerpo: hay algo en él que la asusta. Él le ha sonreído. Cuánto tiempo hacía que nadie le sonreía. La cara de Renée no se ha inmutado. Entonces, el hombre se ha levantado lentamente, con los gestos y la fragilidad propios de los ancianos. Se ha llevado una mano al corazón y se ha disculpado en alemán.

—*Verzeihen Sie mir.*

Ella le ha contestado en francés:

—No soy alemana.

—Perdón —ha dicho entonces el hombre.

Perdón por haberla empujado. Y mira fijamente al niño, ensimismado.

Todos los días, Renée se cruza con él en el jardín. El hombre sabe un poco de francés. No lo suficiente para poder hablar de sí mismo ni de su vida anterior ni de la de después. Hay una mujer, Wanda, y un niño, un bebé al que nunca ha visto. Se va a reunir con ellos en cuanto se recupere. Eso es lo que Renée comprende a grandes rasgos. Un día, el hombre le pregunta si puede coger a Arne. Ella titubea, porque no deja que nadie lo toque, pero al final cede. Al verlo en brazos ajenos, Renée se echa a llorar sin saber siquiera por qué, ella, que no ha llorado en tanto tiempo. Ella, que vive crispada con su hijo. Hace meses que vive sola y sin palabras, extraviada en un salvajismo de niña abandonada. Le quita enseguida a Arne, casi se lo arrebata, y escapa. Pero los días siguientes, él se lo pide apenas la ve y, a veces, cuando hace saltar al niño sobre sus rodillas, el bebé sonríe y el hombre se ríe como un chiquillo. Una risa bonita, generosa, pero una sonrisa estropeada. Agujereada.

Renée deja que coja a Arne en brazos, pero se mantiene aparte. Al margen de todo y del resto del mundo. También de ese hombre, que le repugna. Es algo en su olor, en sus ojos, en la textura de su piel. Algo enfermizo en el aspecto de su epidermis. Su delgadez, su aliento. Su cara asimétrica. Se parece a la muerte. Se parece también al recuerdo de su propia humanidad. A la época en que ella guardaba pan para un desconocido que la había empujado. No siente furia hacia él, a pesar de que esta es, sin duda, la única emoción que la mantiene en pie. Es también la que expresa su cara ardiente, la quemadura parecía superficial, pero no se ha curado, no se curará, Renée lo sabe, la sangre que ahora le late en la piel nunca volverá a fluir por sus venas.

El hombre sujeta al niño con el brazo izquierdo y lo cubre con la palma derecha, como si esta fuera una manta tibia. Renée mira la mano destrozada, las cicatrices de las escoriaciones, una mano de la que solo quedan los huesos, semejantes a cuerdas, con las articulaciones un poco deformadas, torcidas por el trabajo y el frío del último invierno. Marek mantiene la mano posada de esa forma y con su bonita voz de tenor canta al niño una melodía polaca. El nombre de Wanda se repite una y otra vez, innumerables veces, infinitas, y el niño, que estaba llorando, calla de golpe. Frunce el ceño y parece querer distinguir por encima de sí ese olor y ese canto que no son los de su madre, esboza una sonrisa alegre de bebé, y Marek lo abraza mientras camina y canta. Su voz resuena en todo el *Heim*, potente y triste.

Arne sonríe ahora. ¿Son sonrisas de verdad o solo sonríe a los ángeles, como hacen los demás bebés, que sonríen en sueños o a la luz? Sonríe desplegando pequeños movimientos apresurados como un pajarillo asombrado del exceso de libertad, asustado en cuanto ya no siente que lo abrazan ni lo sujetan; entonces, Renée lo estrecha contra su cuerpo y lo mira a los ojos.

Por orden de los estadounidenses, Renée no puede quedarse. Debe marcharse antes de finales del mes de junio, porque van a trasladar a los niños del *Heim* al convento de Indersdorf. La joven vive suspendida en el espacio y el tiempo. Es extranjera en todas partes. El porvenir es un agujero vertiginoso.

Artur no regresa, no tiene noticias de él. Renée ve a menudo su cara en la de Arne. Cuando frunce el ceño, sobre todo, su expresión le recuerda a la de su padre. Se parece tanto a él que a Renée le duele mirarlo. Su ausencia se mezcla ahora con una rabia que no intenta comprender y que afecta a todo lo que la rodea. Detesta al niño por lo mucho que se asemeja a Artur.

En una ocasión, Renée le preguntó a Marek que dónde estaban Wanda y el niño. La cara del hombre se contrajo y la joven percibió en ella pesadumbre y desgracia. Marek se encogió de hombros sin decir una palabra y ella se arrepintió de haberle hecho una pregunta cuya respuesta era tan evidente. Wanda y el niño están en el mismo lugar donde se encuentra Artur Feuerbach. En cualquier parte y en ninguna. Muertos y vivos. Esperados y perdidos. Wanda y el niño están en el mismo lugar donde se encuentran los padres de todos los huérfanos amontonados sobre las mantas y los colchones, en las cunas insuficientes. Niños cuyo origen e identidad es una incógnita.

Un día en que Arne no deja de llorar, Renée lo aparta con dureza y lo deja que llore solo con el resto de los recién nacidos durante toda la tarde.

Helga

El ruido del brazo que cae en el cubo metálico. Un brazo pequeño, violáceo. Helga aprieta los labios ante el espectáculo de aquel miembro minúsculo en el balde de acero, los deditos doblados como durante el sueño. Pasa el instrumental al doctor Kleinle a medida que este se lo va pidiendo. En la cama de parto, un niño amputado hasta el hombro, tres años, un muñeco de cera bajo los efectos del cloroformo. El pequeño forma parte de un convoy de niños heridos que llegaron ayer de Berlín. El médico debe ocuparse de media docena más.

Por la noche, en la cocina, donde trabajan ya los habitantes de Steinhöring, Helga comprueba las provisiones que quedan para que los niños coman mañana. Mareada, trata de servirse un vaso de agua y lo vuelca. Siente de repente que se le llenan los ojos de lágrimas. Se presiona los lagrimales con el pulgar y el índice izquierdos a la vez que se vuelve. Se le saltan las lágrimas de todas formas, y se las enjuga con los dedos y la manga izquierda. Se yergue. Aún de espaldas, dice con voz inexpresiva que no ve dónde están los veinte kilos de patatas que debían de quedar aún. Le responde una voz masculina: «*¡Fünfzig* kilos, cincuenta! ¡Y cien litros de leche fresca!».

La enfermera se vuelve adoptando una mirada severa para que no se note que tiene los ojos enrojecidos. Es el barón Otto von Feury, cuarenta recién cumplidos, cara amable y redonda, hasta sus tupidas cejas negras parecen sonreír. Carga con un saco enorme de yute que probablemente contiene patatas y, al hombro, dos aves decapitadas y desplumadas, con las patas atadas con un cordel.

Desde que los estadounidenses entraron en el *Heim*, recorre el campo tratando de convencer a los campesinos suspicaces de que le den leche y patatas para alimentar a los huérfanos sospechosos. A los campesinos no les gustaban las madres y no perdonan nada a los niños. A pesar de todo, el barón logra convencerlos. Nunca regresa con las manos vacías. Los estadounidenses le han dejado su coche y le procuran incluso la gasolina.

El barón deposita el saco de yute en el suelo y luego, con gesto alegre, arroja las aves al escurridero de acero de la pila. El ruido de la carne desnuda en el metal. Helga hace una mueca de dolor. La carne, el metal, el pequeño brazo, el cuerpo incompleto del niño, cuerpos despedazados. El cuerpo de Jürgen abierto, amputado. Pájaros decapitados. Las manos de Helga tiemblan de nuevo, las puntas de sus dedos son alas enloquecidas, le sudan la frente y el labio superior, las luces que hienden la penumbra de la cocina la deslumbran. Helga se aleja con la boca entreabierta, titubeando, los ojos aterrorizados. No oye que la llaman, «Schwester Helga», ya no oye nada. Se pierde en el pasillo. Se mete precipitadamente en una habitación vacía, la que en su día ocuparon Frau Geertrui y Jürgen. Olor a leche agria, a polvo. A tumba.

DIARIO DE LA SCHWESTER HELGA

Heim Hochland, 18 de mayo

Gott sei Dank, gracias a Dios, un hombre nos ayuda a alimentar a nuestros pequeños desdichados, un barón que vive a varios kilómetros de Steinhöring. Adora a los niños, se nota; en cierta medida me recuerda un poco a nuestro *Reichsführer,* pero sin el lado militar, sin los discursos.

Su madre es judía, Ida von Irsch, originaria de una familia de banqueros, como no podía ser menos, que, sin embargo, se convirtieron al catolicismo en el siglo XIX. Dicen que a Ida von Irsch la enviaron a Theresienstadt. Nadie sabe si sigue allí, pero, en cualquier caso, el hermano del barón —un hombre mayor— murió en ese campo. En cuanto al barón, nadie lo molestó desde el principio de la guerra, permaneció en su finca de Thailing. Lo que demuestra que a las personas de calidad que contribuían al bienestar alemán las dejaban tranquilas, incluso a los *Mischlinge,* los medio judíos de primer grado. Prueba también de que los rumores sobre la suerte que corrieron los *Mischlinge* son infundados y eso me alivia, porque jamás me ha gustado escuchar esas historias, jamás he aprobado la manera en que, según parece, trataban a la gente, aunque fueran judíos. Nadie merece algo así. ¿Acaso no era suficiente obligarlos a abandonar el país? Dejarlos vivir en otro lugar, lejos de aquí. Pero, sin duda, lo que se dice es exagerado. Rezo, en cualquier caso, por que sea así. De todas formas, ¿qué habría podido hacer? Solo curar y sanar, siempre. No he hecho otra cosa que cumplir con mi deber asistiendo a madres solteras sin perder la rectitud, atendiendo a niños ilegítimos sin perder la virginidad.

Heim Hochland, 23 de mayo

Los periódicos cuentan cosas terribles sobre nosotros. Ya no es posible encontrar prensa alemana, pero el doctor Kleinle me ha prestado una revista estadounidense que un soldado se dejó olvidada. ¡En ella hablan de *babyfactories,* de fábricas de bebés, de *Nazi-bastards grown pigfat,* de bastardos nazis engordados como cerdos! ¡Demasiada avena hervida, sol y atenciones! Niños que solo tienen como padres al difunto Estado nazi, escriben. Y sobrealimentados por *Nazi-nurses,* por enfermeras nazis. Los *superbabies* que las SS produjeron en grandes cantidades, animadas por Heinrich Himmler. Pero esas pobres criaturas, ¿qué han hecho sino nacer y llorar, en su mayoría lejos de sus madres, y casi todas sin padre?

Nada se salva, todo lo que era hermoso es ahora terrible. Todo lo que amaba se ha corrompido. Me ahogo en tanta fealdad. Fea. Yo, que era orgullosa y fuerte. *Gott sei Dank,* no me da tiempo ni a mirarme al espejo. Ni a reflexionar.

An die Arbeit. A trabajar.

Heim Hochland, 24 de mayo

Jürgen está mejor así, murió de forma misericordiosa, pobre criatura, no estaba hecho para la vida, pero la manera en que se lo arrancaron a su madre, la negativa a darle sus restos, su diminuto cadáver, la manera, no, no puedo decir que fuera correcta.

No hay un lado bueno y otro malo, hay largos resbalones de los que ya no te levantas y pasos a veces imperceptibles de uno a otro. Cuando te das cuenta, ya es demasiado tarde.

Esta cuestión me obsesiona, vuelve una y otra vez a mi mente bajo formas siempre nuevas, como si fuera infinita. ¿Elegimos el mal o es él el que nos elige a nosotros? Yo era buena, pero ¿estaba en el lado bueno?

¿Acaso no pensamos todos que estamos en el lado de la luz?

¿Habría podido salvar a Jürgen? ¿Cómo, cómo, cómo? No podría haberlo hecho, no podría haberlo hecho.

Heim Hochland, 25 de mayo

Han llegado unos treinta huérfanos judíos, niños procedentes de los campos de trabajo. Es lo que dice el doctor Kleinle. Son algo mayores que los del *Heim,* tienen entre cuatro y diez años. Nos ayudan a ocuparnos de los bebés. Entre ellos hay un recién nacido, un niño minúsculo, muy delgado, con la piel apergaminada, la piel vieja de los bebés que han perdido demasiado peso durante las primeras semanas de vida. Lo trajo una niña de nueve años que no sabe nada sobre él, se lo encontró envuelto en una manta al fondo de la camioneta que los trajo hasta aquí. No lloraba. No tiene nombre. Yo lo llamo *Kätzchen,* gatito. Cuando tengo un poco de tiempo, le doy el biberón, un centilitro tras otro, porque le cuesta beber. En cierta manera, me recuerda a Jürgen, salvo que esta criatura bebe mal porque tiene el estómago retraído. Todos los recién nacidos me recuerdan a Jürgen, incluso los más glotones. Todos se le parecen. Otro bebé sin nombre ni padres. Otro que se asemeja a todos los demás y a quien nadie encontrará jamás.

Heim Hochland, 26 de mayo

¡El *Reichsführer* se ha suicidado!

Con la cobardía propia de los hombres a los que reprochaba una actitud que no era «caballeresca». ¿Dónde queda, entonces, el valor que exigía al pueblo y a las mujeres que cuidábamos?

Helga saca del cuaderno el sobre y el pequeño folio donde se la describe como encantadora *Schwester* de Grasberg tras haber causado la mejor impresión. Del armario que en su día perteneció a Adelheid saca el encendedor olvidado. En el lavabo, quema la hoja y el sobre. Solo una llama que asciende, el papel que se ennegrece, se arruga, empequeñece, desaparece. Después, la enfermera pone el cuaderno encima del encendedor. La llama aumenta tanto que Helga se asusta. ¿Subirá hasta el techo, lamerá las paredes, quemará el *Heim?* Grande, grande, mengua. Humo. Pequeño montón negro. Helga tose. Abre el grifo. El agua clara sobre el esmalte blanco del lavamanos y la ceniza forman una especie de barro. Ah, la ceniza, tanta ceniza por todas partes. En el jardín se la encuentra incluso entre las hojas muertas del invierno pasado. Quedan fragmentos de cartas y de fichas aún legibles, palabras, nombres, calles, fechas, que hay que despegarse de las suelas. Bajo el agua, Helga ve cómo se enjuagan las manchas carbonizadas, las apila encima del esmalte, la ceniza se le pega a los dedos, por mucho que se frote las manos queda siempre algo. Helga se seca los dedos en su delantal blanco dejando unas largas manchas grises en él.

«Wir haben eine weisse Weste», murmura mientras extiende el polvo, el barro de ceniza y toda la suciedad del mundo por el algodón almidonado del delantal.

Se quita el delantal y lo tira a un rincón.

Se lava las manos, las uñas, la piel, para arrancar los restos de negrura. Con los dedos, se rasca con todas sus fuerzas el dorso y la palma, hasta hacer que le sangre una piel ya debilitada por el desinfectante y agrietada.

Renée

Marek Nowak tiene a Arne en brazos. Habla largo y tendido con Renée, que no comprende lo que dice; en realidad, ni siquiera lo escucha, al final, solo lo oye desearle buena suerte y ánimo en francés. Acaricia la cabeza del pequeño hombrecito, le hace la señal de la cruz en la frente con el pulgar y el niño intenta agarrarle la mano. Después, Marek se lo devuelve a su madre. Una última mirada y se aleja, con la espalda siempre encorvada debido al dolor de barriga. La piel, los huesos, el paso desigual. Con los ojos secos, Renée recuerda cuando se marchó Artur Feuerbach, el ruido de la puerta al cerrarse, los pasos en la escalera. Todo lo que siguió. Dos hombres diferentes, circunstancias que no tienen nada que ver entre sí, y, sin embargo, los momentos se superponen en una temporalidad trastornada, destrozada, hecha de impresiones vagas y *déjà vu.* Como si todas las desgracias, todos los hombres, todos los abandonos se parecieran y se perdieran en una tristeza común. En la misma nada.

Hace quince días que Renée lo frecuenta, varios meses desde que entrevió su silueta descarnada. No han intercambiado tres frases completas, pero la partida de este casi extranjero, de este hombre cuyo olor enfermo le molesta, le parece una nueva traición. La desgracia y la soledad confieren a las relaciones más fugaces una profundidad que la felicidad ignora. Y una importancia que hace insoportable su desaparición.

Renée sigue fuera, él ya se ha ido. La joven escupe al suelo. Una mancha húmeda en el polvo.

Ellos nunca regresan.

Renée vuelve a entrar en el *Heim.*

En la habitación, que ahora es toda para ella, saca una cinta ancha de un cajón, un cinturón fino de cuero, que guarda en un bolsillo de su vestido. Un sobre, en cuyo reverso aparece escrito: «A Arne, cuando cumpla doce años». La joven deja al niño en la cuna. Deja la carta a sus pies. El pequeño balbucea. Se ríe.

Una última caricia con la mano a lo largo de la sien, la mejilla blanda de su hijo.

Fuera, el gran cielo azul.

Una última mirada.

Renée sale.

Fuera, fuera, fuera.

Epílogo

Kloster Indersdorf, 23 de noviembre de 1945

Este hombre que ha regresado de otra vida. Helga rebusca en su memoria. Un hombre con el que apenas se cruzó, pero era un día importante, el de la llegada de los estadounidenses. La enfermera se pierde durante un buen rato en sus recuerdos sin conseguir situarlo con precisión.

Un polaco del campo de concentración que se escondió en el jardín del *Heim* cuando se llevaron a los demás prisioneros a Dachau. No conseguía comer, de eso sí que se acuerda. Todos se morían de hambre, hasta los niños, y ese hombre expulsaba por todos los orificios lo poco que le daban. Esquelético y, sin embargo, incapaz de retener nada en el cuerpo. Avergonzada, recuerda que pensó: «Menudo desperdicio, qué error darle comida, porque la echa a perder y los niños la necesitan». Lo instalaron en un colchón, en uno de los despachos. Recuerda que le llevó sábanas limpias y que después se olvidó de él. Lo olvidó o nunca supo qué había sido de él ni cuándo se había marchado del *Heim*. No volvió a pensar en él, ni siquiera una sola vez. El hombre se extravió en medio de todo lo extraordinario, de las caras de paso, de la conmoción de esos días.

Marek. Su nombre era Marek. No sabe su apellido. Está menos delgado y da la impresión de ser menos viejo. Por eso no lo identificó enseguida. Parece rejuvenecido, eso sí. Más joven y más triste. Una tristeza que le devora la mirada.

Helga lo saluda, lo llama por su nombre, Marek, le pregunta por qué ha regresado. Entonces él le cuenta que perdió a su mujer en Auschwitz, además de a su bebé, al que nunca llegó a ver. Voz quebrada. Pregunta si Renée, la joven francesa, sigue aquí. Helga titubea.

—Frau Renée no vino a Indersdorf con nosotros.

—¿Volvió entonces a Francia? Creía que no quería regresar allí de ninguna de las maneras.

—Se marchó —añade—: Está muerta.

Helga no consigue decir: «Se mató». Cierra los ojos un instante.

El cuerpo ligero de la muchacha colgado de una cuerda de tender en un roble, al otro lado del estanque. Los miembros balanceándose, la cara inclinada.

El rostro menudo cianótico, los ojos inyectados en sangre, el verde de las pupilas casi fluorescente. Los párpados abiertos hacia la tierra. Gotas de sangre en las manos, arrojadas por las fosas nasales. Y sangre seca que le había resbalado entre las piernas y por los zapatos. Y sangre seca en la hierba, mezclada con el rocío.

La encontró una salesiana, que se puso a rezar y a farfullar algo sobre una casa del pecado y del diablo.

Al ver llorar a Helga, Marek Nowak le acaricia el pelo como si fuera una niña. En ocasiones, la enfermera olvida que también es joven, solo un poco mayor que Renée. Él no llora, no parece más o menos triste de lo que ya estaba. «Me habría gustado volver a verla», se ha limitado a decir, como si hubiera faltado a una cita, eso es todo. Pero también, que podría haber sido él esa muchacha con la que compartió unos días, dos soledades en el mismo lugar y en el mismo instante. No mucho. Una soledad hermana que, en el desastre general, le hacía falta también.

A continuación, Marek pregunta dónde está Arne. Helga le hace un gesto para que la siga. El pequeño está en la sala de los niños de pecho. Rodeado de otros que se parecen mucho a él. Arne está jugando con sus pies. Es guapo, pelirrojo, como su madre, y por el momento tiene los ojos de color azul claro, algo grisáceos. Cuando Helga se acerca, el pequeño se echa a llorar: *«So so, still still»*, le dice. *«Es ist alles gut mein Schatz.* Tranquilo, tranquilo, no pasa nada, cariño». Acto seguido se vuelve hacia Marek:

—Muchos de nuestros niños tardan en sentarse, en ponerse en pie, en caminar y también en hablar. No tenemos mucho tiempo para estimularlos. Es lo que le pasa a Arne. ¡Era un bebé tan despierto y alegre cuando Frau Renée estaba con él!

Porque Arne, que consiguió darse la vuelta antes que los demás pequeños, aún no logra sentarse, a pesar de que Helga le dedica un poco de tiempo todos los días. O cada dos días. Cada dos o tres días. La enfermera tiene mucho trabajo y, a veces, cuando se aproxima al niño, está durmiendo, así que no lo toca y lo deja dormir.

—Los bebés que llegaron siendo más mayores suelen arreglárselas mejor.

En los brazos de Marek, Arne deja de llorar. El hombre le acaricia la mejilla y le habla en polaco. Pregunta si puede mecerlo y Helga le responde que por supuesto. Los deja solos y regresa a la enfermería.

Cuando, al cabo de dos horas, entra de nuevo en la sala, Marek Nowak sigue ahí. Sentado en una silla, sujeta al niño, que duerme. Le canta dulcemente una nana en polaco y, alrededor de él, otros pequeños lloran sin que nadie les haga caso, pero él parece no oírlos. Marek alza la mirada hacia Helga.

—¿Tiene noticias de su padre?

Ella ríe de buena gana.

—Sigo esperando a que regrese alguno de los padres de estas criaturas. A veces aparece alguna madre, pero jamás he visto a un padre venir a reclamar a su hijo. Ni siquiera cuando algunas de las mujeres aún estaban allí.

Helga guarda silencio, luego abre la boca como para añadir algo, pero al final calla. Piensa en todos los «padrinos» que juraban tantas cosas con gran pompa durante la Bendición del Nombre. También se han esfumado. Marek acaricia con el pulgar la mejilla de Arne, que se adormece.

—Me gustaría adoptarlo. No puedo hacerlo enseguida. Antes necesito salir adelante, pero vendré a recogerlo. ¿Es posible?

Silencio.

—Voy a ver qué se puede hacer —responde Helga, luego agrega—: No veo qué motivo pueden tener para rechazarlo. —Silencio—. Nadie quiere a estos niños.

Un bebé nacido en una maternidad nazi, hijo de una adolescente francesa que se suicidó y de un oficial de dieciocho años que se marchó al frente y del que no se ha vuelto a saber nada. El hombre acaricia la sien del niño y Helga ve que le sonríe. Es la primera vez, está segura de no haber visto nunca sonreír a ese hombre, porque la suya es una sonrisa de esas que uno recuerda, amplia y un poco torcida en el lado derecho, donde se hunde. Helga dice:

—Frau Renée dejó una carta para su hijo. Ni siquiera cerró el sobre. Es una carta difícil, pero quizás habrá que dársela un día.

Helga se pasa la mano izquierda por la cara, como si quisiera lavársela, aunque sin agua.

—Se la voy a enseñar. Está en mi despacho.

Marek coge el sobre. Una caligrafía pequeña y apretada, casi estrangulada. Un borrón de tinta como los que hacen los niños. Una huella digital, probablemente el índice. El hombre esboza una mueca de dolor.

—Duele ver esta caligrafía, no sé por qué, ¿no le parece?

Helga la mira, no percibe nada. Es una letra infantil y descuidada.

—Es posible, pero debería haber vivido por Arne, lo abandonó.

Querido hijo:

Tu padre se llama Artur Feuerbach y es originario de Berlín. No me queda nada de él. Rompí la única carta que me mandó, la misma con la que me envió a una maternidad de las SS en Francia. No me dejó una dirección personal, nada que me permita encontrarlo un día, a él o a sus padres, ni la esperanza de un refugio después de la guerra, ningún hogar posible para mí.

Tus abuelos maternos son de Bretteville-sur-Odon y yo llevo su apellido, del que reniego. No te recibirán.

Eres un huérfano de la guerra y el odio. No te apiades de nadie, porque nadie se apiadó de mí. Nadie tendrá piedad de ti. Véngame, hijo mío.

Véngame de tu padre, que abusó de mí, su desesperación no era excusa suficiente. Me abandonó. Y a ti también.

Véngame de tu padre, de todos los hombres, véngame de los alemanes y de los franceses. Véngame de las mujeres, sobre todo, no salves a ninguna.

Véngame.

Tu madre, por siempre

—Deme un poco de tiempo, *Schwester*. Cuide bien del niño, cuídelo por mí. Volveré pronto a buscarlo y conservaré la carta hasta que cumpla doce años. —Guarda silencio, parece reflexionar—. Quizás. —Suspira—. Le dejo la dirección de mi madre para el procedimiento, ya no tengo casa. Bueno, sí, crecí en casa de mi madre, así que es un poco mi hogar. Y, entretanto, voy a vivir allí. Mucho tiempo, sin duda. Mi madre me necesita y me ayudará con el niño, estoy seguro. Le encantará hacerlo. Ha perdido a mis dos hermanos pequeños, ¿sabe? —Aprieta los labios—. Treblinka.

Silencio.

—Qué guapo es. Me recuerda a Renée, ¿no cree? Los ojos, es increíble, ella tenía estos ojos. El pelo. Es ella, ¿no?

Marek sonríe. Acaricia la cabeza del niño, que está en brazos de Helga. Le acaricia una mejilla y el pequeño sonríe también, intenta retener el puño entre sus manitas.

—Déjeme cogerlo, Schwester Helga. Siento que ya lo quiero.

BIBLIOGRAFÍA SELECTA

Andlauer, Anna, *The Rage to Live. The International D. P. Children's Center Kloster Indersdorf 1945-1946,* Charleston, 2013.

Archivos de Arolsen.

Bryant, Thomas, *Himmlers Kinder. Zur Geschichte der SS Organisation «Lebensborn e. V.» 1935-1945,* Marix Verlag, Wiesbaden, 2013.

Haarer, Johanna (Dra.), *Die Deutsche Mutter und ihr erstes Kind,* Lehmanns Verlag, Múnich y Berlín, 1941.

Hillel, Marc, *En nombre de la raza,* Noguer Ediciones, Barcelona, 1975.

Karski, Jan, *Historia de un Estado clandestino,* Acantilado, Barcelona, 2011.

Kinder für den Führer. Der Lebensborn in München, Angelika Baumann y Andreas Heusler (eds.), Franz Schiermeier Verlag, Múnich, 2013.

Koöp, Volker, *Dem Führer ein Kind Schenken. Die SS-Organisation Lebensborn e. V.,* Böhlau, Colonia, 2007.

Leszczyńska, Stanisława, *A Midwife's Report from Auschwitz. Medical Review – Auschwitz,* 2018.

Lilienthal, Georg, *Der «Lebensborn e. V.» Ein Instrument nationalsozialistischer Rassenpolitik,* Fischer, Frankfurt am Main, 2008.

Schmitz-Köster, Dorothee, *«Deutsche Mutter, bist du bereit...» Der Lebensborn und seine Kinder,* Aufbau, Berlín, 2011.

Thiolay, Boris, *Lebensborn. La Fabrique des enfants parfaits. Enquête sur ces Français nés dans les maternités SS,* Flammarion, París, 2012.

Von Oelhafen, Ingrid, y Tate, Tim, *Hitler's Forgotten Children. My Life inside the Lebensborn,* Elliott and Thompson Limited, Londres, 2015.

AGRADECIMIENTOS

Gracias a Éditions Gallimard y a Antoine Gallimard por haber acogido esta novela en la mítica *NRF, Nouvelle Revue Française.* Gracias también a Karina Hocine y a Charlotte von Essen, que me han acompañado en la publicación. Stéfanie Delestré, editora de *Manger Bambi* en La Noire, siguió de cerca la elaboración y me siento agradecida por ello.

En especial, quiero manifestar mi gratitud a Hervé Albertazzi: sus lecturas rigurosas, sumadas a su apoyo incondicional, me permitieron mejorar este texto de forma considerable.

Por su lectura cordial, su amistad y su experiencia en la lengua alemana, o por las tres cosas a la vez, quiero dar las gracias de todo corazón a Daniel Grojnowski (mi lector desde hace más de veinte años), a Alain Berenboom, Laurent Liénart, Arnaud Hay, Manfred Peters, Frédéric Ronsse y Caroline Sintès. Por último, agradezco a Christian Ingrao, especialista en historia nazi, sus valiosas observaciones.

Últimos títulos
Colección Andanzas

1036. Descampados
Manuel Calderón

1037. Escuela de escritura
Mercedes Abad

1038. Ganas de vivir
Joaquín Berges

1039. La extraña soy yo
Julia Franck

1040. Guapa de cara
Rafael Reig

1041. Roca Pelada
Eduardo Fernando Varela

1042. Tumbas sin nombre
John Connolly

1043. En la piel del lobo
Kerstin Ekman

1044. La taberna de Silos
Lorenzo G. Acebedo

1045. Tasmania
Paolo Giordano

1046. La soledad de los números primos
Paolo Giordano

1047. Venganza
Yoko Ogawa

1048. El hombre de la guerra
Ramiro Pinilla

1049. El último telesilla
John Irving

1050. El holandés
Elisa Ferrer

1051. Nada que decir
XIX Premio TQE de Novela
Silvia Hidalgo

1052. Punto de realce
Simonetta Agnello Hornby

1053. El mar de Arrigunaga
María Bengoa

1054. Destino y memoria. Cien años de Jorge Semprún
Mayka Lahoz

1055. Tesis sobre una domesticación
Camila Sosa Villada

1056. Perro negro
Miguel Ángel Oeste

1057. La última función
Luis Landero

1058. No volverán tus ojos a mirarme
Marta Barrio

1059. Cuadernos de la guerra y otros textos
Marguerite Duras

1060. La ciudad y sus muros inciertos
Haruki Murakami

1061. Mosturito
Daniel Ruiz

1062. Peces abisales
Rosa Ribas

1063. Los rieles
Aurora Venturini

1064. El niño
Fernando Aramburu

1065. Suzuran
Aki Shimazaki

1066. Arde ya la yedra
Gonzalo Hidalgo Bayal

1067. El enigma de West Heart
Dann McDorman

1068. Cualquier cosa pequeña
Rafael Reig

1069. La tarde que Bobby no bajó a jugar
Mayra Montero

1070. El limo
Rosa Jiménez

1071. Las furias
John Connolly

1072. Una tienda en Chicken Hill
James McBride

1073. Nela 1979
Juan Trejo

1074. Casi perra
Leila Sucari

1075. Conquistadores
Éric Vuillard

1076. La casa limón
XX Premio TQE de Novela
Corina Oproae

1077. Ir a La Habana
Leonardo Padura

1078. El ladrón de cuadernos
Gianni Solla

1079. Esta no soy yo
Biografía de Aurora Venturini
Liliana Viola

1080. Una Navidad así
Varios Autores

1081. Animales pequeños
Mercedes Duque Espiau

1082. El borde cortante
Ginés Sánchez

1083. El dedo en la boca
y Las estatuas de agua
Fleur Jaeggy

1084. El marido de mi madrastra
Aurora Venturini

1085. Escalera interior
Almudena Grandes

1086. Buenas noches, lechuza
Jordi Ibáñez Fanés

1087. Los niños de Himmler
Caroline De Mulder